Soltando as amarras
EMAGRECIMENTO E MUDANÇA COMPORTAMENTAL

Dados Internacionais de Catalogação na Publicação (CIP)
(Simone M. P. Vieira – CRB 8ª/4771)

Khoury, Karim
    Soltando as amarras : emagrecimento e mudança comportamental / Karim Khoury – 6. ed – São Paulo : Editora Senac São Paulo, 2024.

    Bibliografia.
    ISBN 978-85-396-4763-7 (Impresso/2024)
    e-ISBN 978-85-396-4761-3 (ePub/2024)
    e-ISBN 978-85-396-4762-0 (PDF/2024)

    1. Comportamento   2. Dietas para emagrecer   3. Emagrecimento – Aspectos psicológicos   4. Hábitos alimentares   5. Massagem   6. Programação neurolinguística   I. Título   II. Título: Emagrecimento e mudança comportamental

24-2076g   CDD – 613.25
                                      BISAC HEA048000

                Índices para catálogo sistemático:

1. Emagrecimento e mudança comportamental :
          Promoção de saúde   613.25

Karim Khoury

Soltando as amarras
EMAGRECIMENTO E MUDANÇA COMPORTAMENTAL

6ª EDIÇÃO

EDITORA SENAC SÃO PAULO – SÃO PAULO – 2024

Administração Regional do Senac no Estado de São Paulo
Presidente do Conselho Regional: Abram Szajman
Diretor do Departamento Regional: Luiz Francisco de A. Salgado
Superintendente Universitário e de Desenvolvimento: Luiz Carlos Dourado

Editora Senac São Paulo
Conselho Editorial: Luiz Francisco de A. Salgado
 Luiz Carlos Dourado
 Darcio Sayad Maia
 Lucila Mara Sbrana Sciotti
 Luís Américo Tousi Botelho

Gerente/Publisher: Luís Américo Tousi Botelho
Coordenação Editorial: Verônica Pirani de Oliveira
Prospecção: Dolores Crisci Manzano
Administrativo: Marina P. Alves
Comercial: Aldair Novais Pereira

Coordenação de Revisão de Texto: Marcelo Nardeli
Revisão de Texto: Ivone P. B. Groenitz, Izilda de O. Pereira, Laila Daiwa e Fernanda Corrêa
Coordenação de Arte: Antonio Carlos De Angelis
Coordenação de E-books: Rodolfo Santana
Impressão e Acabamento: Gráfica CS

Proibida a reprodução sem autorização expressa.
Todos os direitos desta edição reservados à
Editora Senac São Paulo
Av. Engenheiro Eusébio Stevaux, 823 – Prédio Editora
Jurubatuba – CEP 04696-000 – São Paulo – SP
Tel. (11) 2187-4450
editora@sp.senac.br
https://www.editorasenacsp.com.br

© Karim Khoury, 1999

Sumário

Nota do editor 7

Introdução 13

Temos boas notícias 17

O caminho da mudança 21

Estresse e emagrecimento 27

A administração da compulsão 39

O poder da linguagem 65

Autoestima 79

Etiqueta e emagrecimento 87

Ser magro é *in*? 99

Orientações e sugestões 105

E depois? 119

Referências bibliográficas 125

Nota do Editor

Soltando as amarras: emagrecimento e mudança comportamental, de autoria de Karim Khoury, associa-se aos programas do Senac São Paulo nas áreas de Saúde e Beleza, em que a instituição vem desenvolvendo ação educacional pioneira. É um produto que segue uma de suas estratégias de associar ensino com experiências profissionais que se mostram relevantes. Fruto do convívio diário numa clínica de emagrecimento e numa sociedade que tem verdadeira obsessão pelo tema, este livro apresenta uma visão pessoal do assunto, enriquecida por numerosos exemplos e pela aplicação de várias técnicas da Programação Neurolinguística (PNL) que se mostraram bastante eficazes no redirecionamento de comportamentos indesejáveis ou limitadores.

Muitos dos comportamentos são inconscientes, inclusive os alimentares. No que diz respeito a emagrecimento e manutenção do peso, é necessário conhecer com precisão as preferências e os hábitos alimentares das pessoas, reprogramando práticas que dificultam a manutenção do peso alcançado. Em geral, a instabilidade do peso é resultado de comportamentos alimentares automatizados, que só poderão ser reavaliados e redirecionados se devidamente conhecidos e questionados.

Nesta publicação da Editora Senac São Paulo, o tema emagrecimento é desenvolvido de forma a evidenciar a importância da preservação da individualidade, dos limites e da vontade de cada um. Escrito não somente para aqueles que desejam emagrecer, mas também para todos os que buscam uma mudança de comportamento, *Soltando as amarras* mostra como viver em harmonia com o corpo e com os alimentos, dirigindo-se sobretudo para quem quer manter o peso após o emagrecimento.

PARA MEU PAI, ALBERT KHOURY, QUE ME MOSTROU O CAMINHO PARA A MUDANÇA, SEMPRE ME APOIOU E ENFRENTOU COM TRANQUILIDADE E SABEDORIA AS MARÉS ALTAS E BAIXAS.

PARA MINHA MÃE, YARA, CUJA BELEZA INSPIROU MINHA PARTIDA.

PARA ELISSA, QUE ME ENCORAJOU A TRAÇAR O MAPA DE NAVEGAÇÃO.

PARA VIRGÍNIA ARAÚJO, LEITORA SENSÍVEL DO DIÁRIO DE BORDO.

PARA MINHA EQUIPE, FIEL E DEDICADA TRIPULAÇÃO.

PARA BITO, COMPANHEIRO DE MUITAS VIAGENS.

PARA SULA NAHAS, QUERIDA PASSAGEIRA, RESPONSÁVEL PELO ENCANTO DA JORNADA.

PARA OLGA, QUE MANTEVE O NAVIO REPLETO DE IGUARIAS.

PARA ROSA FOZ MACEDO, QUE MANTEVE O CONVÉS SEMPRE FLORIDO.

PARA NAJI NAHAS, QUE ME MOSTROU QUE UMA SÓLIDA EMBARCAÇÃO PODE RESISTIR A TEMPESTADES.

PARA VOCÊ, QUE ACABOU DE EMBARCAR NESTE NAVIO. SEJA BEM-VINDO A BORDO.

*****
Os barcos no porto estão seguros,
mas não é para isto que os barcos
foram construídos.
John Shedd

Introdução

*****

NÃO SE MUDA UM COMPORTAMENTO POR PROCURAÇÃO,
POR TEMPO DE SERVIÇO OU POR TERCEIRIZAÇÃO,
MAS, SIM, POR VONTADE DE MUDAR.

Albert Khoury

Talvez você já tenha feito ou esteja fazendo algum regime para emagrecer, ou conheça alguém que tenta repetidamente perder peso e mantê-lo. Se algumas pessoas conseguem alcançar e manter o peso com o qual se sentem bem, isso também é possível para você.

Eu trabalho há mais de trinta anos com desenvolvimento pessoal e tenho formação em programação neurolinguística (PNL). Além disso, sou instrutor sênior de mindfulness (atenção plena). Ao longo da minha carreira ministrei várias palestras e treinamentos sobre mudança de comportamento e alimentação consciente.

A programação neurolinguística é baseada na ideia de que o corpo e a mente formam um sistema integrado e se influenciam mutuamente. Não é possível realizar uma mudança em um sem que o outro seja afetado. A PNL está baseada no estudo de três conceitos básicos: como organizamos nossas ações para alcançarmos metas (programação); a mente e como pensamos (neurologia); como usamos a linguagem e como ela nos afeta (linguística).

As técnicas e estratégias de PNL promovem autodesenvolvimento e mudança. A proposta deste livro é que você possa aumentar seu autoconhecimento a respeito das suas ações, pensamentos e comportamentos para gerar mudança e transformação.

Grande parte dos nossos comportamentos alimentares é aprendida e automatizada. É preciso ter consciência de um comportamento para mudá-lo. Se você continuar fazendo o que sempre faz, vai continuar obtendo o que sempre obtém. Se o que você está fazendo não o conduz para o resultado desejado, faça outra coisa. Nós aprendemos por repetição e prática. A ideia é que você descubra o que funciona para você e, em seguida, pratique para que esse novo comportamento se torne um hábito. Simples assim. Quero lhe lembrar de que você já tem todos os recursos que precisa para promover uma mudança positiva na sua vida.

O que se pode esperar de um programa de emagrecimento é que ele ofereça recursos e motivação para que você possa aprender a cuidar do próprio peso, principalmente depois que atingiu o peso desejado, até que possa fazê-lo sozinho. O grande problema é que, se você estiver disposto a assumir a responsabilidade de mudança comportamental somente durante o emagrecimento, o resultado será passageiro. E você voltará a engordar, e provavelmente ficará mais pesado do que no início do tratamento.

Isso não significa, em hipótese alguma, fazer dieta a vida inteira; isso significa aprender a cuidar de si mesmo. Em outras palavras, enquanto você não assumir que a responsabilidade da mudança tem de partir de um agente interno (de você mesmo), você viverá em busca de um agente externo: tratamentos milagrosos ou pílulas mágicas para emagrecer. Isso não existe. Eu defino essa abordagem como *a crença no milagre*. Mesmo que você tenha optado por emagrecer com remédios, não adianta "dar uma procuração" para que eles assumam essa responsabilidade por você. Tratamentos ou remédios são instrumentos que o ajudarão a atingir o seu peso ideal. Mas você é o responsável pela mudança.

Não adianta buscar apenas mudanças externas: o fato de você emagrecer não implica necessariamente que você tenha assumido uma mudança interna. Corpo e mente têm de caminhar juntos. Assumir a responsabilidade da mudança o coloca numa situação de controle. Você não pode prever o futuro, mas pode assumir o controle da situação no presente. Essa abordagem é fundamental se você deseja mudar: a partir do momento que você assume a responsabilidade da mudança interna e externa, pouco importa quantos quilos você pesa ou se era magro e engordou muito, você sabe que tem o controle da situação e pode mudar quando quiser.

Percebi que inúmeras pessoas não estavam preparadas para esse excesso de franqueza: ficavam desapontadas, porque ainda acreditavam ser possível transferir a responsabilidade da mudança para um agente externo. Algumas até aguardavam a invenção de um tratamento ou remédio que promovessem a mudança interna. Todavia, ao mesmo tempo que ficavam desapontadas, nascia-lhes uma nova percepção, pois elas começavam a acreditar que eram capazes de mudar.

Pude observar que o emagrecimento está repleto de crenças que implicam culpa e justificativas. Posso afirmar com segurança que é praticamente impossível assumir um novo comportamento (qualquer que seja ele) enquanto o nosso discurso e ações estiverem cobertos de culpa e justificativas, alimentadas, muitas vezes, por nós mesmos. Isso ocorre porque, quando buscamos justificativas para as nossas ações, estamos de certa forma mentindo para nós mesmos e desvirtuando a nossa liberdade de escolha. Observe a declaração: "Eu não consigo controlar o meu peso porque não tenho força de vontade para não comer determinados alimentos". Essa afirmação o coloca à mercê dos alimentos. As suas preferências alimentares podem *realmente* ser um obstáculo para que você emagreça, mas isso não justifica o fato de você não conseguir controlar o seu peso. Se pensa assim, você acredita, de algum modo, nisso, e essa crença passa a orientar o seu comportamento. Enquanto você justificar a causa do seu excesso de peso pela *falta de força de vontade*, inconscientemente estará aceitando essa realidade como um fato consumado. Essa situação desencadeia uma contradição entre o seu pensamento e o seu corpo. Admitindo que emagreceu mas não mudou essa crença, você se encontra numa situação de vulnerabilidade e perde a sua liberdade de escolha, não assumindo integralmente que você *pode* ter o controle da situação.

Seria muito mais eficiente mudar essa crença para: "Eu quero emagrecer e eu sou capaz de controlar o meu peso". Nesse caso, a opção está em suas mãos. Admitindo que você emagreceu nessa situação, agora essa crença atua a seu favor. O seu pensamento e o seu corpo seguem a mesma direção: assumindo essa responsabilidade sem justificativas, *você está numa situação de controle*; e, mesmo que engorde, você pode emagrecer quando desejar. Você tem a liberdade de escolha. Se deseja obter controle alimentar e sobre o seu peso, é fundamental destruir todas as crenças que o orientam para o contrário. Se você acredita ser impossível não ceder a determinados alimentos por um período de tempo determinado, você atribuiu aos alimentos um poder que eles não têm. Nenhum alimento é capaz de obrigá-lo a comê-lo. Desde já, assuma que você é capaz de ter o controle da situação, mesmo que isso *não seja verdade por enquanto*. As suas afirmações não precisam ser necessariamente verdadeiras para orientar os seus pensamentos, mas é indispensável que você queira que as suas afirmações se tornem verdade. Se você agir para que elas se tornem verdade, o seu corpo e a sua mente estarão seguindo o mesmo caminho e as chances para que os seus objetivos se tornem realidade serão infinitamente maiores do que simplesmente buscar uma mudança externa.

Quanto ao emagrecimento, é necessário atribuir igual importância ao aspecto interno (psicológico) e externo (mudança física decorrente de uma mudança de certos padrões alimentares e comportamentais).

Este não é um livro de dieta. É um livro que se propõe a mostrar como determinadas crenças (generalizações que fazemos a respeito do mundo e nas quais baseamos os nossos comportamentos) podem dificultar o processo de mudança, e orientá-lo para assumir o controle da situação. Faremos também sugestões de hábitos para a aquisição de um controle alimentar. Não deixei de apresentar a minha visão pessoal do tema, resultado do convívio diário numa clínica de emagrecimento e numa sociedade que tem verdadeira obsessão por emagrecimento.

Em nenhum momento falarei sobre algo que não seja perfeitamente possível de ser aplicado, ou que não tenha sido testado anteriormente. Não encare este livro como um "manual de comportamento": porque somos diferentes, aproveite o que lhe for útil. Procurei dar o maior número possível de exemplos, na maioria das vezes fruto da minha experiência.

Num programa de emagrecimento, a maioria das pessoas se preocupa em mudar o corpo e não o comportamento. Tinha consciência de que, se determinadas crenças não fossem alteradas, não seria possível uma mudança permanente do comportamento e, em consequência, haveria dificuldade de manter o peso alcançado após o emagrecimento. Foi em busca de instrumentos para uma mudança comportamental que aprofundei os meus conhecimentos em Programação Neurolinguística (PNL). Os criadores da PNL, Richard Bandler e John Grinder, desenvolveram técnicas que oferecem recursos acessíveis a qualquer pessoa para reprogramar e mudar crenças e comportamentos *limitantes*, que a impedem de alcançar determinado objetivo.

Ao aplicar os conceitos da PNL, fiquei muito mais flexível, mudei vários comportamentos limitantes, e a minha qualidade de vida melhorou. Gostaria de dividir essa experiência com vocês.

Temos boas notícias

*****

QUEM CAMINHA EM DIREÇÃO DA LUZ NÃO TEM TEMPO
DE OBSERVAR O QUE SE PASSA NAS TREVAS.
José Ingenieros

*****

HÁ PESSOAS QUE CHORAM POR SABER QUE AS ROSAS TÊM ESPINHOS;
OUTRAS HÁ QUE GARGALHAM DE ALEGRIA POR SABER
QUE OS ESPINHOS TÊM ROSAS.
Confúcio

Este livro foi escrito para todos aqueles que estão buscando melhor qualidade de vida e desejam mudar certos comportamentos. Sua proposta é apresentar orientações. Com elas, estaremos fornecendo auxílio para que qualquer pessoa atinja os seus objetivos, principalmente no que se refere à redução e manutenção de peso.

Em primeiro lugar, explicaremos a nossa visão holística do emagrecimento. Entendemos que o ser humano deve ser considerado como uma unidade mente-corpo. De nada adianta mudar o segundo se não reavaliarmos nossas atitudes. Em outras palavras, a diminuição de peso deve ser acompanhada de uma *reprogramação de comportamento*. Descreveremos esse processo de forma clara, detalhada e com exemplos do dia a dia.

Partimos do princípio de que, ao iniciar um programa de emagrecimento, você fará uma análise honesta de seus hábitos, visto que o maior beneficiário das mudanças dela decorrentes é você mesmo. Essa análise tem por objetivo a busca do autoconhecimento, não a recriminação. Para ilustrar, vejamos o caso de Marcelo. Ele procurou a clínica porque queria emagrecer quarenta quilos. Contou-nos que era vegetariano e não comia carne há anos. Com orgulho, afirmou ter eliminado a compulsão por açúcar e doces graças a uma mudança em sua alimentação. Fazendo uma análise minuciosa de seus hábitos à mesa e de seu histórico de vida, percebemos que falava a verdade, exceto num único ponto: para liquidar a suposta compulsão por açúcares, não precisou reprogramar um comportamento. Na realidade, nunca tivera esse tipo de descontrole. Desde a infância, o seu problema sempre foram os salgados. Em festas infantis, por exemplo, devorava os salgadinhos e sequer se lembrava da existência dos doces.

Essa história demonstra que as preferências alimentares variam de acordo com a pessoa e que nem sempre temos clareza suficiente a respeito delas. Para atingir o controle alimentar, precisamos trabalhar os nossos pontos fracos. Marcelo havia, inclusive, emagrecido várias vezes, mas em nenhuma delas se preocupara em administrar a compulsão por salgados e mudar especificamente esse comportamento. No caso, teria sido aconselhável prestar mais atenção e moderar o consumo de alimentos salgados, em particular de massas e frituras. Lembre-se: a pessoa que mais conhece as suas preferências gastronômicas é você, não se subestime.

Tabelas de peso e padrões *ideais* de medidas não existem. As *proporções do modelo da capa* podem ser perfeitas para ele e inadequadas para você. Seja razoável e preocupe-se em ter um corpo que o faça sentir-se bem fisicamente. Em hipótese alguma, esse bem-estar se resume a estar gordo ou magro. Exames periódicos, tais como hemograma completo e controle da pressão arterial, são alguns indicativos de como anda a sua saúde. Eficientes, de fato, são os conselhos de profissionais especializados no assunto: médicos, nutricionistas, terapeutas. Portanto, esqueça o conceito de que *ser gordo é ruim* e *ser magro é bom*. De que adianta um físico esbelto se a pessoa se alimenta mal, tem vida sedentária e alto nível de colesterol? Queremos fazer as pazes com o nosso corpo. Só você pode definir seu peso ideal, ou seja, aquele em que se sente bem e que não traz *efeitos colaterais* – desmaios, fraqueza, falta de ar, taquicardia, indisposição, etc.

Definir o momento certo de passar por um programa de emagrecimento também é fundamental. Uma escolha inadequada poderá levá-lo a uma série de justificativas do tipo: "Dietas não funcionam", "A culpa foi do tratamento", e assim por diante. De fato, dieta e remédios, isoladamente, não promovem mudança comportamental. Só a própria pessoa é capaz de levá-la a efeito. Assim, se logo após um regime o indivíduo não modificar os hábitos, é provável que recupere o peso anterior. A culpa não é da técnica, afinal ela ajudou a reduzir os excessos. A nossa experiência mostra que a etapa mais fácil de um programa de emagrecimento é justamente obter o físico desejado. Difícil é mantê-lo. Insistimos em que mudar o corpo só funciona quando adotamos uma nova postura em relação à comida. Então, qual é o momento adequado? Aquele em que você está sinceramente disposto. Se não houver vontade e motivação, o empenho terá efeito passageiro. O risco de se frustrar é maior. Se o seu vizinho decidiu que está na hora de *ele* mudar, isso não significa que também é a *sua*. Escolha o seu momento e seja honesto. Não se acomode. Sobretudo, respeite-se. Quando decidir mudar, não se lamente nem se arrependa por não ter tomado essa decisão anteriormente. Se você corre o risco de entrar em conflito por achar que "perdeu tempo" até então, lembre-se: "A melhor maneira de recuperar o tempo perdido é não perder mais tempo".[1]

Milagres não existem e são raras as pessoas que gostam de se submeter a regimes. O importante é entender que as dietas são apenas uma parte de um programa alimentar maior. Para serem eficientes, devem ser combinadas com reeducação nutricional, exercícios físicos e adoção de um novo tipo de vida. O nosso corpo nada mais é do que o resultado da nossa história: angústias, carências, dificuldades, alegrias, inseguranças, medos. Alguns hábitos foram adquiridos na infância; mudá-los toma tempo. Embora sua substituição demande vontade, disciplina e paciência, ela é alcançável. Um exemplo frequente de mau hábito é comer rápido demais. Será que você tem feito as refeições em, pelo menos, vinte minutos? É fundamental comer em, pelo menos, vinte minutos, porque esse é o tempo mínimo necessário para o corpo ter a sensação de saciedade. Se você fizer as refeições em tempo menor, corre o risco de comer além da sua fome e das suas necessidades. Portanto, desde já prepare-se para o treino. No começo pode ser difícil, mas não se preocupe: exercite-se colocando um relógio ao seu lado. Literalmente, cronometre a refeição. Aos poucos, a dificuldade desaparece e vira hábito. Um ótimo hábito para ser guardado para o resto da vida.

Assuma que o seu emagrecimento é resultado das ações que você realizou para alcançá-lo. Se conseguiu reduzir o peso, foi porque assumiu essa responsabilidade e agiu. Da mesma forma, você é capaz de manter esse peso sem dificuldade. Entenda que os tratamentos aos quais se submeteu e as medicações que usou (de preferência prescritas por um médico) foram apenas um meio para atingir seu objetivo. Você foi o responsável pela ação. O mérito do resultado não está no tratamento em si, mas em você. Ter a consciência disso torna o processo gratificante e traz segurança.

---

[1] Máxima citada por Ana Maria Ferraz de Campos, instrutora da Sociedade Brasileira de Programação Neurolinguística (SBPNL).

Nas próximas páginas, vamos fornecer alguns instrumentos para ajudá-lo a ditar os rumos de sua vida. Aprender a se cuidar. As nossas orientações valem para qualquer proposta de redução e manutenção de peso, porque *você* é o componente mais importante do processo, é a melhor pessoa que existe para cuidar de si mesmo. As suas preferências alimentares e o seu histórico de vida são únicos. Se for alérgico a pepino, não interessam os milhões de benefícios que ele traz à saúde, para você é veneno. Para que se sujeitar a uma dieta baseada em variações desse legume, se já sabe que vai acabar num hospital? Respeite-se e encare o emagrecimento com dignidade. Saiba que você *pode* mudar, *é capaz* de reprogramar determinados comportamentos e alcançar o seu bem-estar. Essas são as boas notícias.

O caminho da mudança

*****

Até que estejamos realmente engajados, existirá sempre hesitação e riscos de recuar sempre inúteis. Em todos os atos de iniciativa e criação existe uma verdade elementar, cuja ignorância acaba com inúmeras ideias e planos esplêndidos: no momento em que nos comprometemos, a providência também se põe em movimento. Todo um fluir de acontecimentos atua a nosso favor, o que, de outro modo, nunca ocorreria. Como resultado da decisão, surgem todas as forças imprevistas de coincidência, encontros e ajuda que nenhum homem jamais poderia ter sonhado encontrar.

W. H. Murray

*****

Qualquer coisa que você possa fazer ou sonhar, você pode começar. A coragem contém, em si mesma, o poder, o gênio e a magia.

Goethe

O desejo de mudar exige muito mais do que um preparo do espírito: ele envolve pensamento positivo, movimento, a expressão de uma vontade. O velejador brasileiro Amir Klink, ao afirmar que o mais terrível naufrágio é não partir, de certa forma estava ciente de que a vontade de mudar constitui um ponto de partida; todavia, ela não é suficiente para encontrarmos o caminho certo.

Precisamos determinar os nossos objetivos. Não adianta partir se não sabemos para onde vamos. Segundo o filósofo Sêneca: "Nenhum vento é favorável para um navio que não sabe para onde vai". Para nós, vale o mesmo: precisamos definir um objetivo claro, para que não fiquemos "navegando em círculos", sem avançar.

Tomemos por exemplo o desejo de emagrecer. Uma pessoa não deve assumir nenhum tipo de identidade se deseja mudar. Quando alguém diz: "Sou gordo(a)", instantaneamente dificulta o processo de transformação, pois está programado(a) para aceitar a condição da obesidade. Pode, inclusive, acreditar que a mudança é impossível e atribuir o excesso de peso à sua constituição física. Mesmo que houvesse uma predisposição genética para a obesidade, ela não seria justificativa para a acomodação. Ao contrário, todos devem assumir comportamentos que possam melhorar a qualidade de vida. Nesse caso, seria muito mais salutar e eficiente encarar o excesso de peso como um estado passageiro, momentâneo: "Estou gordo(a)", o que torna a busca possível.

Quanto aos objetivos, é necessário que carreguem em si a continuidade, o querer mais, a busca do melhor. Não adianta pensar unicamente em quantos quilos iremos perder. Seria um equívoco: ao atingirmos esse objetivo, ficaríamos vazios, sem rumo, e, pior ainda, correríamos o risco de recuperar os quilos eliminados. Novamente nos deparamos com a questão da programação: nenhum ser humano gosta da ideia de perder algo. No caso do emagrecimento, isso pode desencadear (mesmo que de maneira inconsciente) a ideia de recuperar o peso. Devemos então substituir a palavra *perder* por *emagrecer*.

Ao formular um objetivo, é preciso dar uma direção específica para a mente, senão ela ficará perdida. A fim de bem formulá-lo, é necessário enunciá-lo sempre na forma afirmativa, porque o nosso cérebro não processa o negativo. Por exemplo, se você adora pizza e for desaconselhado a comê-la temporariamente, não estabeleça como objetivo: "Não posso comer pizza". Essa frase obriga-o automaticamente a pensar em pizza, pois, para entendê-la, você fará inicialmente uma representação mental desse alimento, acessando tudo o que estiver relacionado com ele: situações em que você o degusta, imagens, sons, sensações. Além disso, não menospreze a sua memória olfativa, gustativa, visual, auditiva e tátil. No caso dos alimentos, muitas vezes apenas o cheiro é capaz de desencadear a vontade de prová-los.

Aqui cabe o questionamento: se você deseja não comer pizza, por que orientar a sua mente para o contrário? Todavia, não basta apenas orientar a mente para atingir o objetivo, é preciso criar, na prática, condições que possam ajudá-lo a descondicionar determinados hábitos e padrões. Se você acredita que, ao passar diante de uma pizzaria, somente o aroma do alimento o fará parar e comer um pedaço, e se você optou por não comer pizza temporariamente, escolha, por exemplo, um caminho que não o faça passar diante de uma pizzaria. Não se trata de adotar tal comportamento por tempo indefinido, apenas até que possa desconcidionar esse hábito. E se você decidir provar um prato temporariamente desaconselhado, assuma a responsabilidade integralmente. Ao interpretar que você comeu determinado alimento porque não pôde resistir, você está transferindo aos alimentos um poder que eles não têm. Eles não podem obrigá-lo a comê-los. Você deve escolher o que irá ou não comer, sem rodeios e sem culpa. Aliás, um dos pressupostos básicos da PNL é que, em cada situação, o indivíduo age sempre da melhor forma possível, com os recursos de que dispõe no momento.

Quando se trata de emagrecimento, é mais eficiente, por exemplo, definir como objetivo: "Eu quero emagrecer e assumir o controle sobre o meu peso". Tal objetivo me parece eficiente por dois motivos: primeiro, porque está formulado na forma afirmativa e é específico; segundo, porque não tem restrições, ou seja, não está limitado a um número determinado de quilos, de medidas ou de tempo. O objetivo não é emagrecer tantos quilos em tantos meses, mas aprender a assumir o controle do próprio peso.

Traçado o objetivo, vejamos como alcançá-lo. Antes de qualquer coisa, é necessário acreditar em nossa capacidade de transformação. Do contrário, podemos nos abalar diante do primeiro obstáculo e desistir da jornada. Uma vez que desejamos mudar, não basta estabelecer um objetivo específico, formulado na forma afirmativa, e acreditar em nossa competência, é preciso ainda planejar cuidadosamente como chegaremos a nosso destino. Para tanto, é preciso ter *know-how*, isto é, saber como fazê-lo. Entenda-se por *know-how* todas as informações disponíveis para que possamos evitar algumas surpresas ao longo da viagem.

Em se tratando de redução de peso, uma simples reeducação alimentar seria suficiente para a grande maioria dos casos. Resta somente buscar as informações sobre o método mais adequado para você. Fique atento para modismos: em função de preferências alimentares e históricos de vida diferentes, não existe uma técnica ideal para todos – o que pode ser bom para uma pessoa muitas vezes não funciona para a outra. A melhor escolha é aquela que mais se adapta a você. No entanto, como regra geral, desconfie de métodos de emagrecimento que não encorajam uma mudança de comportamento. Tenha em mente que a dieta escolhida deve satisfazer as necessidades do corpo, e não os desejos impulsivos. Em outras palavras, deve saciar a fome, e não a gula. A comida não deve ser vista como solução de problemas. Se ela proporciona algum alívio, é apenas provisório. Passado o prazer momentâneo, o que resta são alguns quilos a mais, baixa na autoestima e a desmotivação, somados aos problemas já existentes.

Finalmente, é necessário coragem para não desistir diante do primeiro obstáculo, para aceitar a nossa escolha, para distinguir a diferença entre a necessidade e o desejo, e, sobretudo, para seguir viagem.

Se você deseja emagrecer, é preciso descobrir o que o impede de alcançar tal objetivo e buscar alternativas diante dessas limitações. Em nosso entender, isso só é possível através de uma análise detalhada do seu histórico. O seu peso é resultado da combinação de fatores biológicos, psicológicos, comportamentais e emocionais, que determinam seus hábitos e preferências alimentares. Portanto, se você deseja emagrecer, é preciso reprogramar alguns padrões de comportamento.

É importante ter consciência de que, mesmo que você goste e coma de tudo, é pouco provável que goste de todos os alimentos da mesma forma. Todos nós temos preferências alimentares. Em geral, quando engordamos, consumimos os mesmos tipos de alimento (os preferidos) em situações específicas. Exemplificando, se você adora doces, ao entrar numa confeitaria, é provável que escolha um doce, e não um salgadinho.

Se você come de modo aleatório, sem escolher os alimentos previamente, e come até o que não gosta, esse comportamento também está associado a uma situação específica. Vamos supor que o trânsito seja muito estressante para você. Num determinado dia, você se encontra preso num congestionamento. Se está habituado a usar a comida como válvula de escape para as tensões e se tiver um saco de salgadinhos de bacon à mão, mesmo que você não goste de bacon, não fique surpreso se comer todos os salgadinhos.

É fundamental entender que o seu peso não pode ser encarado *isoladamente* do seu histórico. Você não engorda nem perde o controle com *todos* os alimentos em *todas* as situações. Enquanto você não for capaz de identificar claramente quais são os alimentos e as situações que desencadeiam a perda de controle sobre a sua alimentação, e mudar o seu comportamento em relação a eles, você terá a impressão de "atirar para todos os lados sem acertar o alvo". Entender essa dinâmica é muito animador: você atingirá o controle alimentar com "alguns tiros certeiros", descondicionando determinados padrões.

Um programa de emagrecimento cria condições para você se conhecer e identificar os fatores que o fazem perder o controle sobre o seu peso. Vivenciar esse processo parece simples, mas, muitas vezes, tais fatores não estão conscientes. É o que demonstra a dificuldade que quase todos os que passam por um programa de emagrecimento têm de responder às seguintes perguntas: Quais são suas preferências alimentares? O que basicamente o faz engordar? Em que situações você costuma perder o controle sobre os alimentos? A primeira resposta é geralmente a mesma: "Adoro comer e como de tudo, se pudesse, comeria em todas as situações, com exceção dos alimentos x e y". Uma análise minuciosa do histórico pessoal nos mostrou que mesmo aqueles que acreditavam "gostar de tudo" tinham preferências alimentares, e determinadas situações e alimentos os faziam perder o controle sobre o que comiam.

Queremos mudar, desejamos embarcar num navio. Sabemos para onde vamos, conhecemos o destino de nossa viagem. Acreditamos que somos capazes de chegar a esse destino, temos o *know-how*, escolhemos o navio no qual vamos embarcar. E, sobretudo, temos a coragem para não desistir facilmente. Falta saber o que estamos esperando para embarcar nessa viagem.

Falta o momento certo. Um programa de emagrecimento só deve ter início quando o indivíduo que vai segui-lo estiver disposto a assumir mudanças comportamentais. Só assim controlará seu peso após o tratamento. Preocupe-se em estar aberto para uma nova fase, e não em desenvolver uma postura obsessiva do tipo "eu tenho de emagrecer tantos quilos até tal dia". Passar por uma dieta do tipo "ioiô" (engorda-emagrece-engorda) não é saudável, é muito estressante e pode levar à frustração.

Façamos um paralelo entre submeter-se a um programa de condicionamento físico e a um programa de emagrecimento. Por um lado, preocupar-se em ter uma atividade física regular e fazer os exercícios corretamente (ainda que não todos os propostos) permitirão um aumento gradativo de tempo e de dificuldade, de acordo com o seu próprio ritmo. Por outro lado, vocês conhecem bem a história da aluna superaplicada que, num repente de motivação, decidiu se inscrever em uma academia de ginástica. Mesmo não estando preparada e não respeitando os limites de seu corpo, conseguiu fazer toda a série proposta na primeira aula. Resultado: no dia seguinte estava exausta, com dores musculares intensas e, no final de uma semana, desistiu da academia. É comum ficarmos ansiosos quando decidimos mudar algo que julgamos que nos trará benefícios. O mesmo acontece com o emagrecimento: o processo de mudança física costuma ser muito mais rápido que o de comportamento; portanto, não vá com muita sede ao pote. Sabemos que a ansiedade para mudar o corpo é grande, mas nunca assuma a postura frequente da greve de fome: "A partir de hoje, não vou comer mais nada para poder emagrecer tantos quilos até tal dia". Definitivamente, isso não funciona.

Estresse e emagrecimento

*****

UM OTIMISTA PODE ENXERGAR UMA LUZ
ONDE NÃO EXISTE NENHUMA, MAS POR QUE O PESSIMISTA
SEMPRE PRECISA CORRER PARA APAGÁ-LA?

Michel de Saint-Pierre

O médico endocrinologista Hans Selye foi um dos pioneiros e mais famosos estudiosos do estresse. Ele o definiu como "qualquer pressão imposta à pessoa, de origem física, psicológica ou psicossocial. Assim, qualquer situação que desperte uma emoção forte, boa ou má, pode gerar *stress*".[1]

Esse conceito é fundamental para desmistificar a ideia de que o estresse por si só é nocivo. Ele é, antes de tudo, um mecanismo de defesa do ser humano. Diante de um agente estressor, nosso corpo reage com modificações orgânicas e psicológicas que nos colocam em situação de combate ou de fuga. Imagine que você está dirigindo tranquilamente quando o carro que está na sua frente dá uma freada brusca. Você tem segundos para agir e evitar um acidente. Felizmente, consegue desviar o carro a tempo e nada acontece. Muitos acidentes são evitados graças à ação do estresse. Em situações como essa, você encontra recursos (internos e externos) que não julgava possuir, como, por exemplo, desviar o carro em segundos e se salvar.

O estresse se torna prejudicial quando o corpo e a mente estão permanentemente em situação de alerta, não apenas em momentos *reais* de perigo, podendo desencadear esgotamento físico e mental.

---

[1] Hans Selye *apud* Oliveira, Maria Amélia Vallim de. **Administrando o stress com técnicas de programação neurolinguística**. São Paulo: Editora Gente, 1996. p. 25.

Se você decidiu emagrecer, seu corpo sofrerá mudanças. Para que essas transformações sejam permanentes, é preciso reformular certos comportamentos. A chave é assumir a responsabilidade por todas as escolhas. Enquanto seus atos estiverem carregados de justificativas e culpa, isso será impossível. Por exemplo, a maneira pela qual você aborda o processo de redução de peso pode estar sendo um empecilho para o emagrecimento. Mente e corpo devem caminhar juntos, não em posições contraditórias.

Como observa Maria Amélia Vallim: "Qualquer mudança na vida, agradável ou desagradável, provoca um aumento de tensão. E esta tensão será maior ou menor de acordo com a importância, frequência e duração dessas mudanças. No entanto, há acontecimentos que causam mais *stress* do que outros".[2] A tensão gerada é variável e depende de uma série de fatores, sobretudo da forma como você reage a tais mudanças.

Algumas das fontes externas de estresse são: morte de um ente querido, rompimento de relação ou separação, acidente, doença, problemas sexuais, mudança de situação financeira ou de emprego, casamento, gravidez, promoção no trabalho, etc. Para o emagrecimento, a revisão de hábitos pessoais e a reeducação alimentar *também* podem ser uma fonte externa de estresse.

Emagrecer pressupõe mudar padrões que não se limitam unicamente à dieta alimentar. Vamos admitir que, ao iniciar um programa de diminuição de peso, o médico constate que a sua alimentação está correta, mas que falta praticar uma atividade física. Isso vai gerar uma transformação na sua rotina de vida e poderá ser um agente estressor. Tudo depende da forma como você irá encarar essa nova fase.

As pessoas reagem de maneiras diferentes e individuais diante de determinado acontecimento. Observe o exemplo: um pedaço de torta queimada é oferecido a João e a José, que estão com fome.

João se queixa: "O aspecto desta torta está horrível. Eu não gosto de alimentos queimados; só de olhar, já perdi o apetite. Mesmo com fome não a comerei".

José exulta: "Esta torta chegou na hora certa, eu adoro alimentos torrados. Estou com fome, e *o que não mata, engorda*".

Para emagrecer, você terá de alterar alguns padrões, portanto, não adianta lutar contra essa exigência. Por mais flexível que seja a dieta, a ingestão de alguns alimentos será desaconselhada temporariamente. Mesmo que a qualidade da comida não se altere, provavelmente a quantidade será outra. E se não houver qualquer mudança

---

[2] Oliveira, *op. cit.*, p. 56.

na alimentação, poderá haver em outra área, como aumento de atividade física, e assim por diante. As variáveis são inúmeras e devem ser adequadas para cada caso.

Se você deseja manter o novo peso, é preciso adotar uma nova postura de vida, não só durante a fase de emagrecimento. Não se iluda: emagrecer pressupõe mudança, que é diferente de proibição ou de sofrimento. Associar dieta com castigo é por si só estressante: quem gosta de sofrer? A partir do momento que a dissociação é feita, as outras transformações se tornam mais fáceis.

Como observa Stephen Gullo, as pessoas que adquirem controle alimentar dominam o direito de escolha. Assim, ao visualizar um alimento de que você gosta muito, evite o pensamento: "Eu adoraria comer tal alimento, mas não posso". Troque-o por: "Eu posso comer o que quiser, mas *eu* decidi não o fazer".[3] Essa atitude vai ajudá-lo a dissociar *restrição* de *sofrimento*. Essa substituição pode parecer sutil, mas produz uma grande diferença: leva-o a assumir a responsabilidade por seu corpo e por sua escolha. Ninguém pode obrigá-lo a fazer algo que não queira.

E se você decidir comer algum prato temporariamente desaconselhado, também assuma essa responsabilidade: faça-o sem remorsos. Reconheça que você o comeu porque quis, ninguém o obrigou. Isso permitirá que você lide com os seus desejos e vontades sem fantasias. Você é livre para fazer as suas escolhas. É muito mais fácil adquirir controle alimentar quando aprendemos a lidar honestamente com os nossos limites, *sem* desculpas ou justificativas. Não se preocupe. Se você de fato assumiu a responsabilidade por seu corpo, não vai encarar uma "escapada" da dieta como um desastre, mas como parte do aprendizado.

Quando o nosso cérebro interpreta um acontecimento como uma ameaça (seja ela real ou não), ele emite sinais que desencadeiam uma série de reações bioquímicas no organismo. Numa situação de estresse, o corpo secreta uma série de hormônios, entre eles: a adrenalina, o cortisol e a noradrenalina, cuja função é tornar-nos mais alertas e preparar-nos para agir diante do agente estressor. Observe que o estresse tem um aspecto positivo, se o encaramos como um mecanismo natural de defesa e de adaptação.

Assim, conforme Khalsa e Stauth: "Uma pequena quantidade de estresse, durante pouco tempo, é saudável. O estresse, num grau razoável de excitação, favorece as pessoas a ficarem mais envolvidas em atividades produtivas".[4] Segundo os autores, o estresse é um instrumento maravilhoso para problemas superáveis a curto prazo e

---

[3] Gullo, Stephen P. **Thin tastes better**. New York: Dell Publishing, 1996. p. 86.
[4] Khalsa, Dharma Singh; Stauth, Cameron. **Longevidade do cérebro**. Rio de Janeiro: Objetiva, 1997. p. 284.

passa a ser nocivo quando seus níveis são diariamente altos e prolongados; a longo prazo, pode prejudicar a saúde física, emocional e intelectual. Eles explicam que, quando ativamos a reação de estresse, liberamos adrenalina, elevando a taxa de açúcar no sangue e a pressão arterial. A frequência cardíaca se acelera, as artérias se contraem e a digestão se torna mais lenta. Durante um tempo limitado, mente e músculos trabalham bem. Já o estresse via cortisol agrava a necessidade física do carboidrato. Esse mecanismo bioquímico desencadeado por nosso corpo é a razão pela qual muitas pessoas, sob estresse, se excedem ao comer doces e alimentos com amido. A secreção excessiva do cortisol acarreta, a longo prazo, a destruição de células cerebrais, podendo trazer efeitos desastrosos para o cérebro. Quanto à noradrenalina, numa situação estressante, o cérebro, por ela irrigado,

> [...] FUNCIONARÁ DE MANEIRA TÃO EFICIENTE, GRAVANDO AS MEMÓRIAS ADEQUADAMENTE, QUE VOCÊ FICARÁ TOTALMENTE CIENTE DE TUDO O QUE ESTIVER OCORRENDO, DAS MUDANÇAS SUTIS EM SEU AMBIENTE. ISSO EXPLICA POR QUE AS COISAS PARECEM ACONTECER EM "CÂMARA LENTA".
>
> ALÉM DISSO, AS MEMÓRIAS QUE VOCÊ ESTARÁ PRODUZINDO SERÃO ARMAZENADAS COM EFICIÊNCIA DEVIDO À NORADRENALINA QUE ESTÁ NO CÉREBRO – A NÃO SER QUE VOCÊ ENTRE EM PÂNICO. SE ISSO OCORRER, TALVEZ DESENVOLVA UMA AMNÉSIA A RESPEITO DO EVENTO ESTRESSANTE.[5]

A noradrenalina é necessária para transformar as memórias temporárias em permanentes, mas uma quantidade excessiva pode gerar distúrbios da memória e interferir no raciocínio. Ela ajuda a controlar os padrões de sono, mas seu excesso torna quase impossível dormir. Em excesso, a noradrenalina também tira o apetite. Quando seus níveis estão baixos, acarretam consequências físicas: a libido pode diminuir drasticamente, pois ela ajuda a equilibrar o impulso sexual, e a pessoa pode apresentar um quadro depressivo, uma vez que ela atua na sensação de bem-estar e no bom humor.

Sob estresse permanente, o sistema imunológico fica prejudicado, tornando o indivíduo susceptível a doenças. O cérebro também sofre com isso: a capacidade de aprendizado, o raciocínio e a concentração diminuem. Os níveis do mau colesterol (LDL) podem aumentar, observa-se a secreção de um excesso de ácidos no estômago, e os níveis dos hormônios sexuais quase sempre caem.

---

[5] *Ibid.*, p. 132.

A ALIMENTAÇÃO

Quando estamos estressados, o sangue é deslocado das partes que não são fundamentais no momento, como o aparelho digestivo e a periferia do corpo, e é enviado para as partes do corpo que são mais solicitadas, ou seja, músculos, coração e pulmões, com a função de nos fornecer "mais força". Por esse motivo, é comum a sensação de pés gelados e frio no estômago. Como explicam Khalsa e Stauth: "À medida que o sangue for deixando seu estômago, sua digestão ficará excessivamente inibida. Isso pode motivar a sensação de 'frio' no estômago e você pode ficar sem apetite. A inapetência pode persistir até que o estresse se vá".[6]

Entenda que as reações físicas do estresse também são muito particulares: alguns podem sentir falta de apetite temporariamente e emagrecer, enquanto outros engordam. Como mencionamos anteriormente, sob estresse você poderá sentir uma necessidade física de consumir mais carboidratos, no entanto, a opção por esses alimentos e o seu consumo adequado não significam necessariamente aumento de peso.

O termo *carboidrato* abrange um vasto território, porém a maioria das pessoas o associa com massas e açúcares, sobretudo com o açúcar branco refinado, de mesa (sacarose). Na realidade, as frutas e os vegetais também fazem parte do grupo dos carboidratos. Pela definição de Gullo, um carboidrato é "qualquer alimento que pode ser quebrado na forma de açúcares simples, usados por nossas células"[7] para nos fornecer energia. O autor observa que, quando se trata da conversão de alimentos em açúcares no sangue, quanto mais rápida e fácil for essa conversão, nem sempre isso será necessariamente o melhor para o nosso corpo.[8]

A insulina é o hormônio que regula as taxas de açúcar no sangue. Uma de suas funções é retirar o açúcar do sangue e converter seu excesso em gordura, armazenando-a nas células. Quando o carboidrato entra na corrente sanguínea com muita rapidez, o nosso corpo secreta altos índices de insulina. Sob estresse permanente, um círculo vicioso perigoso pode se instalar: a produção excessiva de insulina leva ao consumo de alimentos com alto teor de açúcar, que, por sua vez, desencadeia uma secreção ainda maior de insulina. Esse mecanismo pode gerar compulsão por açúcares, aumento de peso, predisposição ao diabetes e períodos de hipoglicemia. É por esse motivo que Sears e Lawren, em *O ponto Z: a dieta*, recomendam consumir carboidratos que possam fornecer um fluxo energético mais regular do que aqueles

---

[6] *Ibid.*, p. 132.
[7] Gullo, *op. cit.*, p. 20.
[8] *Ibid.*, p. 21.

que entram na corrente sanguínea muito rapidamente, para evitar a secreção de altos níveis de insulina.

Segundo os autores: "A velocidade de ingresso de um carboidrato na corrente sanguínea é conhecida como *índice glicêmico*. Quanto menor o índice glicêmico, menor a velocidade de absorção".[9] Eles alertam que o excesso de carboidratos com altos índices glicêmicos não só faz você engordar, como também o mantém gordo, e apresentam uma regra simples para determinar se o índice glicêmico de um carboidrato é alto ou baixo. "Praticamente todas as frutas (exceto a banana e as frutas secas) e praticamente todos os vegetais ricos em fibras (exceto a cenoura e o milho) são carboidratos com baixo índice glicêmico. Praticamente todos os grãos, amidos e massas são carboidratos com alto índice glicêmico."[10]

Numa situação estressante, procure evitar alimentos com altos teores de açúcar ou carboidratos refinados, como a farinha branca. São indicados vegetais ricos em fibras e frutas, sendo que estas devem ser consumidas preferencialmente com as próprias fibras, e não sob a forma de sucos. Com o funcionamento lento do sistema digestivo, mastigue muito bem os alimentos, evite comer com pressa e ingerir produtos com alto teor de colesterol. Como alguns hormônios do estresse favorecem a retenção de líquidos, não abuse do sal e beba quantidade suficiente de água. Note que essas orientações são válidas para qualquer situação ou pessoa (mesmo para as que estão em seu peso ideal, mas apresentam um quadro de estresse crônico), e se elas se tornarem um hábito diário, você não precisará adequar sua dieta quando se encontrar numa situação particularmente estressante.

Observe que as doenças normalmente associadas à obesidade, como hipertensão, doença nas artérias coronárias, diabetes, altos níveis de triglicérides e colesterol, também são consequências de um quadro de estresse permanente. Isso significa que uma pessoa que esteja no peso ideal mas que apresente um quadro de estresse crônico poderá ter a saúde comprometida. É, portanto, incoerente considerar o "peso ideal" como *única* condição para estar saudável.

O PRAZER É UM AGENTE ANTIESTRESSE

Um programa de emagrecimento, ao levá-lo a fazer uma reavaliação de seus hábitos, pode ser estressante e gerar ansiedade. Observe um exemplo simples: pessoas acostumadas a almoçar em restaurante *fast-food* em geral terminam a refeição em

---

[9] Sears, Barry; Lawren, Bill. **O ponto Z**: a dieta. Rio de Janeiro: Campus, 1997. p. 16.
[10] *Ibid.*, p. 18.

menos de vinte minutos. Mudar esse hábito provoca automaticamente um aumento de tensão. No começo, precisarão de um relógio para poder controlar o tempo que gastam comendo. Mastigar lentamente também vai gerar uma sensação de "estranhamento", porque se trata de uma nova atitude. Até que esse comportamento seja naturalmente incorporado, levará tempo. Veja que estamos falando da mudança de um único hábito, outros também deverão ser substituídos.

Dependendo da forma como reagimos às situações que a vida nos impõe, podemos ficar mais ou menos estressados. Para muitas pessoas em fase de emagrecimento, os finais de semana e as férias se tornaram um verdadeiro obstáculo ao alcance do peso desejado.

Quando ouço observações do tipo: "Segunda-feira é o dia internacional da dieta"; "Eu teria alcançado o peso desejado há anos, se não existissem finais de semana"; "Este ano não vou tirar férias porque engordei tanto no ano passado que prefiro não repetir a experiência de novo"; "Minha lua de mel foi sensacional, a não ser pelo fato de eu ter engordado muito – pelo menos, foi de felicidade", acredito que as pessoas estão buscando justificativas para os próprios atos. As coisas não precisam ser assim: não é justo com você mesmo não dar valor ao seu empenho de meses para emagrecer, o qual acaba sendo "jogado pela janela" num curto período de férias. Trate-se com mais carinho e respeito, e valorize os resultados alcançados.

Lembre-se: se você engordar muito durante períodos de lazer, não considere isso o fim do mundo, assuma a responsabilidade dignamente, *sem justificativas*. Se você deseja mudar, é mais saudável reconhecer para si mesmo o motivo pelo qual engordou: você pode ter exagerado no consumo de álcool, por exemplo. Não culpe as férias nem os finais de semana. Não use esse recurso para perpetuar um círculo vicioso. Você pode, inclusive, vir a sentir um *mal-estar* nos períodos que antecedem as férias e os finais de semana, porque já antecipa mentalmente as consequências *insatisfatórias* dessas ocasiões. O que deveria estar associado com prazer passa a ter efeito contrário: estresse. Reverter a situação depende da sua vontade.

Você já deve ter ouvido falar daquele frequentador assíduo de spas que, ao terminar o tratamento, já agenda um retorno para a próxima temporada, não é mesmo? É salutar recorrer a uma ajuda quando você julgar necessário. A ideia de adotar uma estratégia alimentar em situações específicas pode ser um instrumento útil para controlar o peso, desde que não se torne um círculo vicioso nem uma obsessão. Naturalmente, estou me referindo a pessoas que apresentam uma pequena oscilação de peso, o que não representa um risco real para a saúde.

Alice faz parte do grupo que normalmente engorda durante as festas de final de ano. Ela opta conscientemente por sair da rotina alimentar nesse período. Como não quer ultrapassar o seu peso de base, restringe, aos fins de semana, o consumo de bebidas alcoólicas um mês antes das festas. Essa pequena adaptação em seu cotidiano lhe permite emagrecer até dois quilos. Já Paula optou por substituir os doces por frutas durante a segunda gravidez. Por ocasião do primeiro filho, engordou mais do que pretendia porque exagerou no consumo de doces. Para não repetir a experiência anterior, fez a troca. Ambos os casos são exemplos de planejamento alimentar.

O conceito de usufruir dos momentos de prazer não precisa desencadear o descontrole alimentar. Não há nada de errado em limitar o consumo de determinados alimentos a situações específicas. Trata-se, aliás, de um ótimo recurso para manter o controle do peso. Suponhamos que você adore refrigerantes e os consuma várias vezes ao dia. Suponhamos também que eles representam um empecilho para você alcançar o peso que deseja. O simples fato de limitar a ingestão dessas bebidas aos finais de semana irá ajudá-lo a manter o peso. Também não há nada de errado em ganhar alguns quilos durante as férias. Se você desejar voltar ao seu peso de base, será necessário modificar poucos padrões na sua rotina diária. Queremos apenas que você dissocie imediatamente os conceitos de alegria e prazer de *excesso de peso*. É muito comum a seguinte afirmação: "Eu era gordo, mas era feliz". Como iremos abordar adiante, nem a gordura nem a magreza são requisitos necessários para a felicidade. Se você acredita que estar acima do seu peso ideal é condição necessária para ser feliz, mesmo quando estiver magro, a tendência será recuperar o peso.

Uma alternativa para administrar o estresse gerado por mudança de hábitos alimentares é iniciar, *antes* ou *simultaneamente* ao programa de emagrecimento, atividades antiestresse. Estou me referindo a qualquer situação ou atividade que lhe dê prazer: praticar um *hobby*, ir ao cinema, sair com os amigos, permitir-se ter um tempo exclusivamente para você, ainda que seja para não fazer absolutamente nada. Lembre-se de que tais escolhas são pessoais. O controle do estresse é fundamental num programa de redução de peso não só porque o estresse crônico é prejudicial à saúde, mas também porque *descondicionar um hábito* (ou mudar determinados padrões) se torna mais fácil em condições de baixa ansiedade.

É impressionante o número de pessoas que subestima a importância do controle do estresse e do relaxamento durante um processo de mudança comportamental. Se você não costuma se permitir ter momentos de prazer, está na hora de começar e guardar esse hábito para o resto da vida. O seu corpo e o seu bem-estar agradecem. E se você for do tipo superativo, que tem a impressão de que *relaxar* significa *perder tempo*, faça o teste: você verá como a sua produtividade vai aumentar quando adquirir esse novo hábito.

As massagens, de maneira geral, podem ser um bom recurso para aliviar tensões e melhorar o quadro de estresse. Segundo Khalsa e Stauth:

> MUITAS PESQUISAS E EXPERIÊNCIAS CORROBORAM A IMPORTÂNCIA DA CURA PELO TOQUE. ALGUMAS DAS PESQUISAS MAIS RADICAIS ENVOLVEM CRIANÇAS. AS CRIANÇAS QUE NÃO SÃO FREQUENTEMENTE ACARINHADAS TENDEM A APRESENTAR UMA TAXA DE MORTALIDADE 35% SUPERIOR À DAQUELAS QUE SÃO FISICAMENTE ESTIMULADAS. ESTUDOS ADICIONAIS REVELARAM QUE AS CRIANÇAS QUE RECEBEM MASSAGEM TÊM POUCOS HORMÔNIOS DO ESTRESSE.[11]

AS ENDORFINAS – OS HORMÔNIOS DO BEM-ESTAR

Quando estamos expostos a uma situação de estresse, seja ele físico ou emocional, outra reação do nosso corpo é a secreção de endorfinas. Também conhecidas como hormônios do bem-estar, as endorfinas são analgésicos naturais produzidos pelo próprio organismo (duzentas vezes mais potentes do que a morfina). Elas diminuem a sensibilidade à dor, ajudando a torná-la suportável, e colaboram para reduzir a tensão produzida e aliviar a ansiedade. Sob estresse permanente, a capacidade do corpo para secretar endorfinas diminui; assim, a partir de determinado momento, ficamos mais sensíveis à dor, como, por exemplo, às enxaquecas e dores nas costas.

Felizmente, é possível estimular a secreção de endorfinas, seja por meio de exercícios físicos, de acupuntura (na medicina oriental, a acupuntura é utilizada como procedimento anestésico em determinadas cirurgias) ou de massagens.

Jack Lawson, na obra *Endorfinas: a droga da felicidade*, observa que "uma das técnicas mais eficazes na hora de estimular a secreção de endorfinas é, precisamente, a massagem".[12] Além disso, os "métodos terapêuticos alternativos, na maioria das vezes, têm como um de seus objetivos ativar a segregação de endorfinas em nosso corpo. Estas não só aliviam a dor, mas também colocam o organismo inteiro em um estado de relaxamento no qual a energia, o *Ki* dos acupuntores, pode atuar livremente e inclusive curar a doença".[13]

A sensação de relaxamento e prazer após a prática de exercícios físicos também é resultado da ação das endorfinas. Se você ainda não sentiu esse relaxamento

---

[11] Khalsa; Stauth, *op. cit.*, p. 299.
[12] Lawson, Jack. **Endorfinas**: a droga da felicidade. Blumenau: Eko, 1998. p. 6.
[13] *Ibid.*, p. 10-11.

após ter praticado atividades desportivas, provavelmente ultrapassou seus limites. Quando isso acontece, as endorfinas têm dificuldade de responder a essa sobrecarga. Portanto, respeite-se. Exercitar-se na medida certa não significa estagnar-se. Você poderá aumentar sua prática progressivamente, começando com uma caminhada diária de dez minutos. Se você encara as atividades físicas unicamente como um meio de queimar calorias e não gosta de praticá-las, está na hora de mudar esse conceito. Os exercícios físicos moderados, feitos com regularidade, são excelentes amortecedores do estresse.

Além dos exercícios, outros fatores desencadeiam a secreção de endorfinas: rir e levar a vida com bom humor. Basicamente, quando descobrir e realizar as coisas que lhe dão prazer, você estará favorecendo a secreção de endorfinas. Se você, por algum motivo, não puder praticar agora uma atividade que lhe agrade, use a memória ou a imaginação. Lembrar ou imaginar situações prazerosas estimula a produção de endorfinas. É especialmente nos momentos em que estamos relaxados que temos acesso a essas lembranças. Se quiser, procure registrar os sonhos ou recordações particularmente agradáveis anotando-os, para depois visualizá-los novamente com detalhes, quando tiver vontade.

A PNL E O ESTRESSE

Um presuposto básico da PNL é que o pensamento produz efeitos físicos diretos, uma vez que corpo e mente formam um sistema único. Imagine que você está comendo sua fruta favorita. "A fruta pode ser imaginária, mas a salivação não o é."[14]

Se você é capaz de imaginar com tal vivacidade determinada situação, a ponto de alterar a química do seu corpo e de antecipar a solução de um problema com fracasso, isso significa que você também é capaz de desenvolver a habilidade de antecipar a solução de um problema com sucesso e reverter a situação a seu favor. Tudo é uma questão de escolha.

Vamos supor que você está estudando determinada matéria. Você memoriza e incorpora os seus conceitos com sucesso porque ela lhe interessa. Na faculdade, deverá fazer uma prova para ser avaliado. Vamos admitir que você tem um temperamento muito ansioso e a associação que faz com a palavra *prova* o deixa tenso e preocupado por antecipação: você acaba acreditando que a prova será difícil ou que não domina suficientemente bem o assunto. Nesse caso, você mesmo está criando

---

[14] O'Connor, Joseph; Seymour, John. **Introdução à programação neurolinguística**: como entender e influenciar as pessoas. São Paulo: Summus, 1995. p. 44.

crenças limitantes, e o resultado final, o seu desempenho na prova, poderá ficar muito inferior às suas expectativas. Não fique surpreso se um colega que sabia muito menos do que você tiver um desempenho igual ou superior ao seu.

Voltamos mais uma vez ao conceito de que corpo e mente devem caminhar juntos, e um não exclui o outro. Não adianta fazer uma prova contando *unicamente* com o "pensamento positivo", acreditando no seu sucesso. Também não resolve estudar profundamente determinado assunto e fazer uma prova com a certeza de que não será bem sucedido: essa ansiedade limita o seu desempenho. O ideal é estudar e fornecer para o cérebro ideias fortes e positivas de sucesso, como, por exemplo, acreditar em um bom desempenho porque o assunto lhe interessa e você o estudou.

Cabe aqui fazer uma observação importante: quando falamos em *programação neurolinguística*, dissocie essa expressão da noção de computador. Para *programar* ou *desprogramar* determinado comportamento, não basta apenas digitar uma tecla. A proposta da PNL não é manipular estados emocionais, anulando o que a pessoa sente, mas fornecer recursos para que ela adquira liberdade emocional e melhore sua qualidade de vida.

Como observam O'Connor e Seymour, as pessoas que superam um quadro de depressão "vivenciam os altos e baixos emocionais da vida, mas aprendem com eles e seguem em frente, sem prolongar uma dor emocional desnecessária".[15]

No caso da prova, não se trata de anular toda a ansiedade que você sente, mas de lhe oferecer recursos para que essa emoção não limite o seu desempenho. Você já deve ter experimentado alguma situação na qual o simples fato de dominar um assunto não foi garantia de sucesso. Lembre-se das frases: "Eu tive um branco na prova"; "Eu já havia resolvido várias vezes aquele problema, mas na hora não consegui nem raciocinar"; "Eu sabia a resposta, mas na hora me faltaram as palavras".

Também não espere obter *sempre* o sucesso, isso também seria um equívoco. Ao ler estas linhas, você poderá se lembrar de matérias que dominava e, apesar da sua "postura positiva" diante da prova, não obteve o resultado que esperava. Novamente, *nós não somos computadores*; portanto, não espere ter os mesmos resultados esperados de uma máquina. O *x* da questão é: se as suas ações externas (no exemplo, estudar para a prova) estiverem conectadas e seguirem o mesmo caminho das suas ações internas (no exemplo, acreditar que será bem-sucedido), você terá mais chances de ser bem-sucedido do que se usar um único recurso – o interno ou o externo. Fazendo um paralelo com o emagrecimento, diremos que é ineficaz buscar apenas uma mudança externa se você não buscar uma transformação

---

[15] *Ibid.*, p. 66.

comportamental, ou seja, descobrir e alterar os padrões que o impedem de alcançar os seus objetivos. Mais uma vez, não limite a sua visão de emagrecimento ao seu peso, pois ao longo da vida ele tende a oscilar. O que você pode fazer é conhecer os recursos que lhe permitirão controlá-lo e assumir a responsabilidade de cuidar do seu corpo. Isso exigirá que você identifique os alimentos e situações (estas variáveis tendem a se repetir) que podem desencadear quilos a mais na balança, e aprenda a administrá-los.

Você é capaz de influenciar os seus estados mentais a seu favor. O primeiro passo é ensaiar mentalmente os elementos que você gostaria de mudar em determinada situação, a fim de preparar e aperfeiçoar o corpo para uma situação verdadeira. O exercício de "ensaio mental", proposto por Seymour e O'Connor, poderá ajudá-lo a obter novos comportamentos.

> AO FAZER UMA REVISÃO DO SEU DIA, ESCOLHA ALGO QUE FEZ MUITO BEM E ALGO COM O QUAL NÃO ESTÁ SATISFEITO. REVEJA AMBAS AS CENAS, OUÇA OS SONS, VIVENCIE-AS DE NOVO DE MANEIRA ASSOCIADA [ISTO É, SENTINDO-SE COMPLETAMENTE DENTRO DAS CENAS]. DEPOIS SAIA FORA DAS CENAS [ISTO É, COMO SE VOCÊ ESTIVESSE ASSISTINDO A UM FILME DO QUAL PARTICIPASSE] E PERGUNTE-SE: "QUE OUTRA COISA EU PODERIA TER FEITO?" QUAIS SERIAM SUAS OPÇÕES NESSAS EXPERIÊNCIAS? COMO AS BOAS EXPERIÊNCIAS PODERIAM SER AINDA MELHORES? PODERIA TER FEITO OUTRAS ESCOLHAS NA EXPERIÊNCIA QUE NÃO FOI TÃO POSITIVA?
>
> AGORA REVIVA AS EXPERIÊNCIAS PLENAMENTE, MAS COMPORTANDO-SE NELAS DE MANEIRA DIFERENTE. COMO É QUE VOCÊ VÊ AGORA A EXPERIÊNCIA? COMO ELA LHE SOA? VERIFIQUE SEUS SENTIMENTOS. ESSE PEQUENO RITUAL LHE DARÁ NOVAS OPÇÕES. VOCÊ PODERÁ IDENTIFICAR NA EXPERIÊNCIA INSATISFATÓRIA UM SINAL QUE POSSA ALERTÁ-LO, DA PRÓXIMA VEZ QUE ESSA EXPERIÊNCIA OCORRER, A USAR OUTRA OPÇÃO JÁ ENSAIADA MENTALMENTE.
>
> VOCÊ PODE USAR ESSA TÉCNICA PARA GERAR COMPORTAMENTOS INTEIRAMENTE NOVOS OU PARA MUDAR E MELHORAR ALGO QUE JÁ FAZ.[16]

---

[16] *Ibid.*, p. 80-81.

A administração da compulsão

*****

O VERDADEIRO HEROÍSMO CONSISTE EM PERSISTIR
POR MAIS UM MOMENTO, QUANDO TUDO PARECE PERDIDO.
W. F. Grenfel

ENTENDENDO O MECANISMO DA COMPULSÃO

O uso de inibidores de apetite é ineficiente para combater as compulsões alimentares porque elas, em geral, ocorrem quando não estamos com fome (embora, muitas vezes, sejam confundidas com a fome). Você nunca sentiu uma vontade incontrolável de comer algo após as refeições ou quando você já estava saciado?

A compulsão nos faz sentir vulneráveis, pois somos compelidos a repetir um ato contrário à nossa vontade. No caso, temos a impressão de que somos controlados pelos alimentos e nos sentimos escravizados. Agir contra a vontade abala a autoestima de qualquer pessoa: sentimo-nos fracos e envergonhados.

Vergonha. Esse sentimento é também responsável pela continuidade da compulsão. Como não é fácil admiti-la, tornou-se um tabu. Ninguém fala sobre ela abertamente e, o que é mais grave, ninguém a assume. Não estou propondo que você ligue para todos os seus amigos e declare que, em certos momentos, se alimenta de forma compulsiva. Estou me referindo a admitir isso para si mesmo.

Negar o problema dá margem a crenças que não refletem a realidade, desencadeando mais solidão. Fico surpreso até hoje quando ouço que "*todos* os gordos comem compulsivamente", que "eu sou o único a ter este problema", ou então que "a compulsão tem causas genéticas". Se você acredita que somente os gordos fazem parte do quadro das pessoas compulsivas, está enganado. Comer compulsivamente acontece com todo mundo, ainda que raramente. O problema está no fato de comer *contra a vontade* e perder o controle da situação. A compulsão é um mecanismo de defesa do corpo. Basicamente, cedemos a ela quando estamos reagindo a um agente estressor.

Você não precisa obrigatoriamente comer quando se encontra numa situação de estresse; muita gente perde o apetite. Mas é importante reconhecer que todos nós sofremos algum tipo de descontrole em certas ocasiões. Algumas vezes fazemos coisas que não estão de acordo com a nossa vontade. É preciso admitir esse comportamento para poder mudá-lo. Quando expus o mecanismo a um amigo que se julga "o equilíbrio em pessoa", ele riu e falou que isso era "uma bobagem". Em situações estressantes, ele não se abalava e continuava a agir como se nada estivesse acontecendo. Até emagrecia um pouco. Eu teria acreditado se, durante a nossa curta conversa, ele não tivesse fumado dois maços de cigarro. E ainda por cima reclamava: "Droga! Eu não sei por que estou fumando tanto!" Moral da história: "É possível administrar o estresse, mas todo ser humano está sujeito a agir contra a sua vontade".

A compulsão alimentar pode ser desencadeada por um agente estressor. Este não precisa ser algo forçosamente ruim, basta que desencadeie uma mudança qualquer em sua vida. Se você é do tipo *workaholic*, viciado em trabalho, uma situação de férias pode ser estressante, pois mudará o seu cotidiano. Você poderá até se sentir entediado.

Por que recorremos à comida? Porque comer está associado com prazer e conforto. Muitas vezes, comemos para nos reconfortar diante das situações. Esquecemos que a comida existe para nos fornecer energia, e não para aliviar as emoções. Foi o ser humano que atribuiu essa função aos alimentos, mas não julgue isso como sendo *necessariamente* ruim. Este capítulo segue-se a "Estresse e emagrecimento" porque partimos do conceito de que nenhum acontecimento é necessariamente bom ou ruim. Tudo depende da forma como reagimos a eles.

Quem nunca ouviu que a comida, quando preparada com carinho, é mais gostosa? Existe até uma crença de que todas as avós cozinham muito bem, que elas sempre têm uma ótima receita guardada há gerações. Escrevendo este texto, lembro-me da imagem de minha avó materna, Olga, preparando pão de mel com cobertura de chocolate. Sempre que o degusto, uma sensação de alegria e carinho toma conta de mim. Considero-me um homem de sorte por ter uma avó como essa.

Se você come para aliviar algum tipo de estresse ou emoção (tédio, aborrecimentos, ansiedade, cansaço, solidão, medo, alegria...), você tende a utilizar os alimentos como prêmios. Pense nestas afirmações: "O dia foi tão estressante hoje, eu mereço comer *x*"; "Eu estou tão aborrecido hoje que mereço comer *y*"; "Estou tão feliz que eu vou comemorar comendo *z*". Associar a ideia de alimento com prêmio é uma crença perigosa porque você abre mão do seu livre-arbítrio, do seu poder de escolha. Observe a diferença entre as afirmações:

- "Eu vou comer um chocolate porque tive um dia estressante".
- "Eu vou comer um chocolate porque quero". (Não interessa se o dia foi estressante ou não.)

Seu comportamento é sustentado por crenças que podem agir a seu favor ou não. Se você repetir inúmeras vezes o ato de comer chocolate em um dia estressante, a partir de um dado momento, isso se tornará um hábito. É como se, num dia de desgaste, você ligasse o "piloto automático" e comesse chocolate.

Imagine a situação de Simone, que trabalha com o mercado da Bolsa de Valores. Ela atingiu o peso almejado, mas, para mantê-lo, está em luta permanente com o corpo. Associou a queda da Bolsa de Valores com o consumo de chocolate. Enquanto a Bolsa está em alta, ela mantém o peso tranquilamente. Quando está em baixa, fica ansiosa e perde o controle sobre a alimentação. Segundo suas palavras, ingere uma "overdose" de chocolate, o que provoca não só aumento de peso, mas indigestão e desconsolo. Nesse caso, a associação se tornou um problema: o peso oscila de acordo com a flutuação da Bolsa de Valores.

Você só conseguirá mudar um comportamento quando acreditar que pode e tem o controle e os recursos para tanto. Parece óbvio, não é mesmo? No entanto, algumas crenças se tornam tão arraigadas que você não se dá conta da sua existência. Nunca ninguém lhe perguntou como você consegue fazer determinada atividade de tal jeito? Você soube responder? Ou disse que nunca pensou sobre isso, simplesmente fez? Você saberia responder qual é a primeira coisa que faz ao acordar ou ao entrar no carro, por exemplo? Só reparamos em determinados hábitos quando alguém faz uma observação sobre eles.

Isso ocorre com frequência quando um casal começa a viver junto e certos traços do comportamento de um passam a incomodar o outro. Flávia só percebeu que não tampava o tubo da pasta de dentes porque Roberto chamou várias vezes a atenção dela. O mesmo se dá com as associações que você faz com alimentos e emoções. É fundamental identificar que tipo de situação desencadeia o comer compulsivo.

Acredito que as justificativas que criamos para determinados comportamentos podem encobrir o que realmente desejamos mudar. Entenda que, se você deseja mudar e reprogramar determinado hábito, é porque está insatisfeito com algo. Não pode haver mudança a menos que exista desconforto ou uma grande motivação.

Você precisa, antes de tudo, livrar-se das justificativas que encobrem a insatisfação e o impedem de atingir os seus objetivos para, em seguida, reprogramar o seu comportamento.

ASSUMINDO A RESPONSABILIDADE POR SEUS ATOS

Em momento algum abra mão do seu livre-arbítrio. Quando decidir agir, assuma a responsabilidade. O controle está nas suas mãos. Você é responsável por seus atos. Admitir isso coloca você em uma posição forte, de poder, você não está mais vulnerável. Dispense as justificativas e desculpas que impedem você de alcançar a mudança desejada.

LIVRANDO-SE DAS JUSTIFICATIVAS

> Quanto mais longa a explicação, maior a mentira.
> Provérbio chinês

Se você decidir comer além dos limites da sua fome, *também* assuma essa responsabilidade sem desculpas.

- **Evite:** "Eu comi muito porque tive um dia estressante".
- **Prefira:** "Eu comi muito porque quis".

No segundo caso, a decisão está nas suas mãos. Você pode reverter a situação, em vez de acreditar que, em todo dia estressante, irá se exceder na alimentação.

E ainda:

- **Evite:** "Eu não fui à ginástica porque o tempo estava ruim".
- **Prefira:** "Eu não fui à ginástica porque não quis".

Se a primeira justificativa se tornar uma verdade para você, bastarão algumas nuvens cinza no céu para que você desista do seu treino. Mesmo assim, não se critique. Não é grave ter faltado à ginástica, não se considere culpado ou um monstro por causa disso.

As justificativas mais comuns que acompanham um processo de emagrecimento são:

EU NÃO CONSIGO EMAGRECER PORQUE ...
- "Fiz um tratamento para engordar há quinze anos e esse tratamento alterou o meu metabolismo. Desde então, não consegui mais atingir o meu peso ideal."
- "Todas as pessoas da minha família são obesas, portanto eu tenho um problema genético."
- "Eu sou muito ansioso e como por ansiedade."
- "Faço dieta há muito tempo e nunca consegui estabilizar o meu peso."
- "Nasci gordo."
- "Não tenho jeito."
- "Não tenho vergonha na cara."
- "Tenho um problema de metabolismo."
- "Trabalho muito e não tenho tempo para me alimentar direito."
- "Tenho crianças pequenas."

Outras generalizações:
- "A partir de certa idade, a mulher tem de optar entre o seu corpo ou o seu rosto."
- "Todo emagrecimento gera um aspecto abatido."
- "Todo emagrecimento debilita a resistência física do corpo."
- "Toda dieta deprime."

O que torna essas justificativas e generalizações problemáticas é o fato de serem limitantes. A sua realidade é única. Não adianta generalizar os resultados obtidos pelo seu melhor amigo a você mesmo. Para avaliar os resultados de um emagrecimento, é impossível considerar uma única variável. Nesse processo, idade, sexo, exercício físico, ingestão de remédios ou hormônios, tempo que a pessoa se submeteu a dietas, e a relação entre quantos quilos ela pesa e quanto deseja emagrecer influem de formas diferentes em cada caso.

ALTERANDO O SEU DIÁLOGO INTERNO

Observe as afirmações:

- "Eu não consigo resistir a x alimentos."
- "É impossível não comer y."
- "Eu fui obrigado a comer x."
- "Eu nunca vou conseguir controlar a minha compulsão."

Essas afirmações restritivas sugerem (ainda que de forma implícita) que os alimentos exercem controle sobre quem as enuncia. Novamente, é atribuído à comida um poder que ela não possui. Esses exemplos mostram que o indivíduo está numa posição vulnerável porque perdeu o direito de escolha. A propósito, outro pressuposto básico da PNL é que, numa dada situação, é melhor ter escolhas do que não as ter.

Se quiser ingerir qualquer coisa, torne esse desejo consciente e assuma a responsabilidade. Substitua as afirmações anteriores por:

- "Alimentos são só alimentos. Eu tenho posse do meu livre-arbítrio. Eu decido o que irei ou não comer."

ou

- "Eu só como de acordo com a minha vontade. Essa escolha depende de mim."

Se você preferir, crie as suas próprias afirmações, mas lembre-se de colocar o controle alimentar nas suas mãos.

O diálogo interno em PNL é definido como a conversação constante que se processa em nossa mente consciente e inconsciente. Toda afirmação que você faz a respeito de si mesmo programa a sua mente inconsciente e esta não reconhece a diferença entre uma experiência real e uma imaginada. Em outras palavras, as afirmações que você faz para si mesmo sustentam determinados comportamentos. O seu cérebro aprende por repetição e prática. Isso significa que, se você repetir para si mesmo certa afirmação durante determinado tempo, você passará a acreditar nela, mesmo que ela não seja verdadeira. As afirmações são declarações usadas a fim de programar a sua mente para alcançar um objetivo desejado. Elas podem ser limitantes ou não.

De acordo com Suzanne Giesemann, "nada irá funcionar até que você mude o modo com que fala consigo mesmo. Você pode ter agido de todas as maneiras que tenha imaginado, mas você não verá resultados até que escute os seus pensamentos e possa reorganizá-los de forma que eles atuem a seu favor e não contra você".[1]

CONTROLANDO O TEMPO DE DURAÇÃO

Uma compulsão alimentar tem um tempo de duração limitado, que não ultrapassa a média de vinte minutos. É semelhante à sensação do sono: você já sentiu muito sono e, quando pensou que iria dormir, essa sensação passou? O mesmo acontece com a vontade de comer. A primeira estratégia com *resultados a curto prazo* para controlar uma compulsão é esperar vinte minutos ou mais, até que o desejo de comer desapareça sozinho.

O problema é que, nessas situações, vinte minutos parecem *uma eternidade*. Sugiro que você use o relógio para orientá-lo. Quando sentir um desejo muito grande de comer e não estiver com fome, comece a controlar o tempo até colocar um alimento na boca. No início não se preocupe se comer o que não deseja. Comece com um minuto. É o primeiro passo para desregrar o automatismo. O importante é que você já está controlando uma variável fundamental da compulsão: o tempo.

Assuma o compromisso de aumentar esse tempo progressivamente até ultrapassar os vinte minutos. Você verá que, na grande maioria das vezes, o desejo some. Outros recursos imediatos de que você pode se valer são: ligar para um amigo, ouvir música, fazer uma caminhada, exercitar-se, ler.

RECONHECENDO AS SUAS EMOÇÕES

> Há quedas que provocam ascensões maiores.
> William Shakespeare

Utilizar os alimentos como conforto para uma situação de estresse pode provocar uma associação indesejável. Num dado momento, qualquer emoção negativa desencadeará uma compulsão alimentar.

Como sugere Suzanne Giesemann, "em vez de recorrer imediatamente aos alimentos em busca de conforto, é preferível encarar os seus problemas de frente, sem bloqueá-los da sua consciência".[2] A autora acrescenta que, "embora possa ser difícil sugerir que você comece a sentir o que você vem tentando evitar durante anos,

---

[1] Giesemann, Suzanne. **Conquer your cravings**: four steps to stopping the struggle and winning your inner battle with food. Chicago: Contemporary Books, 1998. p. 20.
[2] *Ibid.*, p. 51.

tenha em mente que não é possível, nem desejável se sentir bem *todo* o tempo. As suas emoções 'negativas' têm um propósito de existir. Elas o impulsionam a mudar".[3]

As emoções negativas nos dão sinais valiosos das situações e dos comportamentos que podemos transformar ou administrar em nossas vidas. Até que sejamos capazes de aceitar plenamente a existência dessas emoções, sem buscar válvulas de escape (comida, bebida, cigarro, compras), elas continuarão a nos controlar. Quanto menos enfrentamos um problema (ou uma emoção negativa), menos nos preparamos para resolvê-lo. O que seria uma coisa muito simples pode se tornar um bicho de sete cabeças.

Para quebrar o tabu a respeito do tema, relatarei uma experiência pessoal de compulsão alimentar. Se você já passou por ela, veja que não foi o primeiro nem será o último.

Fico ansioso no trânsito. Principalmente quando é necessário desligar o motor do carro por causa do congestionamento. Considero essa situação uma perda de tempo. Irrita-me saber que um trajeto que levaria vinte minutos pode demorar até três horas. Há algum tempo atrás eu me encontrei nessa situação estressante. Infelizmente, havia no meu carro um saco de salgadinhos. Comecei a comer um; em seguida, outro; e quando me dei conta já havia comido todos. Não haveria nada de errado com isso se eu quisesse comê-los. Na realidade, perdi o controle. *Eu não queria comer* porque não estava com fome e, acima de tudo, não gostava daquele salgadinho. A sensação de alívio durou apenas alguns minutos, porque, logo depois, senti uma forte azia. Além do mal-estar gerado pelo trânsito, agora eu me sentia enjoado. Os carros continuavam parados na minha frente e a minha sensação de impotência aumentava. Como se não bastasse, começou a chover e o trânsito piorou. Os salgadinhos tinham terminado e a minha vontade de comer aumentava. Feitos à base de farinha refinada, favoreceram o percurso "montanha-russa" da glicemia em meu organismo, ou seja, foram rapidamente transformados em açúcares no sangue, desencadeando mais vontade de comer. Como não havia nenhum outro alimento disponível, a minha ansiedade aumentava. Fiquei arrasado por minha escravidão: sentira-me atraído por um produto de que não gostava e não conseguira parar de comer. Acreditava estar em uma situação sem saída e não pensava em outra coisa a não ser em uma possível crise de claustrofobia. Respirei fundo e, depois da primeira hora preso no trânsito, perguntei a mim mesmo para que sofrer. Eu não tinha nenhum compromisso inadiável. Podia perfeitamente parar no primeiro shopping center, aguardar o trânsito melhorar, e então voltar para casa.

---

[3] *Ibid.*, p. 51.

Dito e feito. Parei no primeiro shopping e só o fato de ficar andando me acalmou. E não precisei mais dos salgadinhos.

Esse exemplo demonstra claramente que o alimento só tem um efeito passageiro, ao aliviar uma tensão. Não adianta me convencer de que gosto de trânsito. Eu não gosto. Ficava ansioso quando me encontrava nessa situação. Aceito essa reação com tranquilidade e admito que as condições do tráfego e do tempo estão fora do meu controle. Não posso mudá-las. O que está ao meu alcance é modificar a minha reação a esse fato. Foi preciso passar por uma *situação-limite* e *aceitá-la* – desligar o motor durante uma hora sob uma chuva forte – para perceber que eu estava me desrespeitando *desnecessariamente*. Se não tivesse chegado ao extremo, provavelmente repetiria esse comportamento inúmeras vezes. Eu nunca havia pensado em parar em um shopping center, por exemplo, e esperar o trânsito melhorar. Na primeira vez que o fiz, senti uma liberdade e um alívio tão grandes que a indigestão e a vontade de comer os salgadinhos *sumiram*. Hoje fico feliz por ter passado por essa situação-limite antes que ela se tornasse um hábito problemático: eu teria um verdadeiro supermercado dentro do meu carro e provavelmente estaria comendo vários alimentos contra a minha vontade, em momentos de estresse.

Isso não quer dizer que sempre escapo do trânsito. Na medida do possível, evito as horas de pico, procuro caminhos alternativos, ouço música. O fato de aceitar que ficava ansioso quando me encontrava num congestionamento foi o primeiro passo para conseguir relaxar.

A maneira como abordava a compulsão era ineficaz e me dei conta disso na prática. Sempre tratara inadequadamente o problema. Eu sabia que o trânsito me causava ansiedade, mas tentava ignorá-la. Repetia para mim mesmo: "Eu gosto de trânsito, eu gosto de trânsito". E nada adiantava. Quanto mais eu pensava, mais irritado ficava. Na época, não tinha consciência de que estava cometendo um equívoco básico em PNL: estava buscando mudar um comportamento que nunca tinha desejado transformar. Em momento algum desejei gostar do trânsito. O fato de tentar mudar esse quadro exigia um esforço mental enorme. Eu estava fazendo "musculação cerebral", que só agravava a minha ansiedade e, em consequência, a compulsão alimentar. A partir do momento que aceitei a repulsa pelo trânsito, encontrei os recursos para administrar esse estresse.

Observe que utilizei os mesmos exercícios de mentalização. Dessa vez, deram resultado, porque estavam agindo a meu favor, de acordo com a minha vontade. Repetia para mim mesmo: "Sou capaz de administrar esta situação, sou capaz de administrar esta situação". No início, me senti ridículo, porque acreditava pouco nessa frase. Ainda ficava muito ansioso quando me encontrava num congestionamento, mas desejava *intensamente* que ela fosse verdade. Progressivamente, a minha afirmação foi se concretizando até o dia em que consegui relaxar. Fiquei surpreso quando percebi que estava cantando para acompanhar a música que tocava no rádio. Estava livre da compulsão por salgadinhos. Isso não significa que passei a gostar dessas situações, apenas aprendi a lidar com elas sem estresse.

Inicialmente, é comum sentir desconforto ao afirmar algo que lhe parece distante do seu estado atual. Não se importe, prossiga. Suas afirmações não precisam ser verdadeiras, mas você precisa querer que elas se tornem verdade para alcançar a mudança. Assim, ainda que tenha uma compulsão alimentar e se julgue dominado pela comida, se você deseja mudar, afirme que o controle está nas suas mãos. Não se preocupe com a sensação de absurdo, continue repetindo que você controla o que come. Em algum momento, o cérebro assumirá isso como verdade e as suas ações acompanharão o seu pensamento: você vai dominar a situação.

Muitos de nossos medos não são tão graves quanto imaginamos. Transformar um problema em uma catástrofe depende de nós. De qualquer forma, é mais saudável aceitar as nossas emoções do que negá-las. Não espero que você enfrente os seus temores de uma hora para a outra, respeite o seu tempo. Se julgar necessário, procure ajuda profissional. Comece a aceitar que determinadas emoções negativas existem e, se forem reprimidas por meio da comida, podem desencadear uma compulsão alimentar.

O perigo não é recorrer à comida numa situação de estresse, o risco é negar as emoções e usar o alimento como alívio. Isso cria um círculo vicioso indesejável: a compulsão alimentar se torna uma rotina. Passamos a nos acostumar com ela, como se fosse natural. Aceitamos que somos escravos dos alimentos e perdemos o nosso poder de escolha. Assumimos que não há nada a fazer. Não se acomode, sempre é tempo de mudar. De tanto ficar passivos diante de determinadas situações, acabamos perdendo o nosso referencial. Como escreveu Marina Colassanti:

> A GENTE SE ACOSTUMA PARA NÃO SE RALAR NA ASPEREZA, PARA PRESERVAR A PELE. SE ACOSTUMA PARA EVITAR FERIDAS, SANGRAMENTOS, PARA ESQUIVAR-SE DE FACA E BAIONETA, PARA POUPAR O PEITO. A GENTE SE ACOSTUMA PARA POUPAR A VIDA. QUE AOS POUCOS SE GASTA, E QUE, GASTA DE TANTO ACOSTUMAR, SE PERDE DE SI MESMA.[4]

---

[4] Colassanti, Marina. **Eu sei, mas não devia**. Rio de Janeiro: Rocco, 1996. p. 10.

PLANEJAMENTO ALIMENTAR

Existem dois tipos de compulsão alimentar: a específica e a genérica.

A *compulsão específica* pode ser desencadeada por uma característica própria de um alimento, por exemplo, sua textura cremosa (como o sorvete) ou crocante (como certos salgadinhos); ou então por um alimento específico, por exemplo, bolo de chocolate feito por determinada confeitaria.

O planejamento alimentar, que o ajudará a combater a compulsão, específica ou genérica, tem no controle do tempo um grande aliado. Olhe o relógio e dê um tempo para si mesmo até identificar a característica que o atrai no alimento desejado. Assim você fará, inclusive, uma pesquisa de seus hábitos e preferências alimentares.

Quando pensamos em determinado prato, associamos imagens, texturas, odores e paladar, e menosprezamos os sons. Vários estudos demonstraram que o som de alguns alimentos tem efeito antiestresse. Observe a propaganda dos produtos que compra. Quantas vezes você já ouviu ou leu a palavra *crocante*? Ouça o som dos alimentos enquanto come e verifique o efeito que ele produz em você. Se notar que determinada característica de um alimento o leva a consumi-lo compulsivamente, substitua-o por outro sobre o qual tenha controle.

Aline não conseguia parar de comer salgadinhos crocantes até perceber que a compulsão era desencadeada por seu som e textura. Com a descoberta, passou a ingerir maçãs quando sentia vontade de comer algo crocante, mantendo, assim, a característica que procurava. Segundo ela, a sensação de triturar algo e ouvir os sons a tranquilizava. Esta técnica só é útil se você for capaz de identificar a característica específica do alimento que sente vontade de comer. Não se trata de substituir uma compulsão por outra, mas de fazer uma opção consciente por outro produto sobre o qual tenha controle. No caso, Aline não comia qualquer tipo de maçã, somente as crocantes (do tipo fuji). As maçãs de textura farinhenta não produziam o mesmo efeito dos salgadinhos, sendo, pois, inadequadas para a substituição.

A *compulsão genérica*, por sua vez, não é desencadeada por determinado alimento. Pode ser representada pela frase: "O que aparecer na frente, eu como".

Mais uma vez você pode planejar o que vai comer. Como a compulsão dura um dado tempo, mesmo que você tenha desejo de comer uma feijoada, é provável que acabe ingerindo outra coisa, uma vez que, no momento da compulsão, queremos saciar logo a vontade. Assim, as pessoas preferem alimentos que já estão prontos e podem ser consumidos com as mãos.

Os alimentos prontos para comer a que recorremos nessas situações costumam ser muito calóricos: chocolates, sanduíches, biscoitos, etc. O fato de comer com as mãos nos faz perder o controle da quantidade. Imagine as pipocas ou salgadinhos. Veja como é difícil avaliar o quanto comemos.

Opções de mudança: sente-se para comer e utilize talheres. Quanto aos pratos prontos, opte pelos menos calóricos. Em vez de comer um saco de balas, prefira um iogurte ou uma fruta.

TERAPIA DA AVERSÃO

Defino a terapia da aversão como *a terapia do susto*. Esta abordagem nada mais é do que estabelecer um motivador negativo para que você possa alcançar seu objetivo. Pode ser eficiente no controle das compulsões. Embora seja muito usada, suas consequências merecem atenção.

Trata-se de recurso comum entre médicos pneumologistas que desejam que seus pacientes parem de fumar. Numa primeira consulta, os médicos alertam para os riscos do fumo a longo prazo: pulmões pretos, enfisema pulmonar, ataques cardíacos e câncer. Para muitas pessoas, a palavra *câncer* desencadeia um susto tão grande que elas largam o cigarro só de pensar na doença. Os profissionais de saúde adotam essa técnica com a melhor das intenções. Eles têm por obrigação alertar seus pacientes sobre os efeitos de determinado comportamento a longo prazo. Muita gente reage bem a esse tipo de abordagem. Você nunca ouviu o comentário: "Eu só funciono sob pressão"?

Ainda que você julgue eficiente utilizar um motivador negativo para assumir uma mudança comportamental a seu favor, tome muito cuidado ao associar a alimentação com as consequências negativas da obesidade, pois esse caminho pode ser muito estressante. Exemplos de motivadores negativos: arteriosclerose, ataques cardíacos, letargia, altos níveis de colesterol, diabetes, redução da expectativa de vida.

Renato tinha dificuldade em controlar o consumo de massas. Segundo ele: "Basta eu dar uma garfada para comer pelo menos dois pratos de macarrão". Quando atingiu o peso desejado, limitou o consumo de massas às ocasiões especiais: por exemplo, todo dia 29 do mês ele saboreava o "nhoque da fortuna" (segundo a tradição italiana, se o nhoque for consumido nesse dia, trará sorte e dinheiro). Note que ele fez uma opção. Além disso, Renato desenvolveu uma técnica que o ajudou a controlar os impulsos. Ao visualizar as massas no cardápio ou no bufê de um restaurante, ele imaginava o macarrão sendo preparado nas piores condições possíveis de higiene. Visualizava inclusive as mãos imundas do cozinheiro manipulando o alimento. A repulsa sentida com essa técnica o fazia perder automaticamente a vontade de comer aquele prato. Quando isso não bastava, visualizava as possíveis consequências desastrosas de um caso de obesidade extrema: altos níveis de colesterol e ataque cardíaco. Dispensar o macarrão se tornou simples. Esse recurso é pessoal e só foi útil porque, para Renato, a higiene é importante. Se ele tivesse a crença de que o que não mata engorda, provavelmente as associações feitas seriam ineficientes. Repare que as afirmações não precisam ser verdadeiras para desencadear uma reação física (no caso, repulsa por determinado alimento), basta você acreditar nelas.

O recurso do motivador negativo deve ser usado com cuidado, visto que pode acarretar consequências indesejáveis para o seu bem-estar.

Beatriz estava estressada em função de excesso de trabalho e apresentava altas taxas do mau colesterol. Ela foi aconselhada por seu médico a adotar uma dieta com pouca gordura como medida de saúde. Na época, o consumo de leite integral e derivados constituía parte importante da sua alimentação. Foi aconselhada a evitar tais produtos. Para explicar a produção de colesterol, o médico utilizou a seguinte imagem: o mau colesterol remove o colesterol do fígado e o distribui para o organismo, contribuindo para a produção de placas de gordura nas artérias (arteriosclerose). Em outras palavras, distribui lixo pelo corpo. Esse lixo fica preso nas artérias, que vão sendo entupidas aos poucos. Quando esse entupimento se dá no coração, provoca o infarto do miocardio e, no cérebro, o derrame cerebral.

Beatriz ficou tão impressionada com a imagem do "lixo preso nas artérias" que assumiu uma postura radical: substituiu o leite integral pelo desnatado, eliminou os derivados do leite da sua dieta, aumentou o consumo de fibras, trocou a carne vermelha pelo frango sem pele ou peixe e reduziu drasticamente a ingestão de gorduras. Em pouco tempo, os exames indicaram que os níveis de colesterol se normalizaram. Todavia, desde que teve esse problema, ela deixou de "se relacionar bem" com os alimentos desaconselhados. A visão de um queijo ou de um molho à base de creme de leite, por exemplo, ficou associada com lixo e causava mal-estar.

Esse é um caso típico de motivador negativo com consequências desagradáveis. A curto prazo, foi eficiente: Beatriz mudou a dieta e as taxas de colesterol foram normalizadas. A longo prazo, criou um desconforto em relação ao leite e derivados *desnecessariamente*. Com o estresse sob controle e uma alimentação equilibrada, o médico liberou o consumo ocasional de queijo amarelo e substituiu os queijos gordurosos por ricota e iogurte desnatado. Mas o mal-estar permaneceu durante muito tempo. Isso demonstra que a forma como você lida com os alimentos também varia com o seu estado geral de saúde. Um produto não é *sempre* bom ou *sempre* ruim para você.

A imagem usada pelo médico de Beatriz não foi a responsável por seu desconforto, mas como ela reagiu a essa imagem. Como afirmam Dilts, Hallbom e Smith: "Quando o estresse ou a doença de que o paciente está sofrendo são criados ou intensificados por algum tipo de conflito interno, alguns processos de visualização podem intensificar o conflito".[5] Felizmente, no caso descrito, Beatriz conseguiu reduzir suas taxas de colesterol. Imagine se ela não tivesse diminuído o consumo de gorduras e ainda ficasse estressada ao visualizar as artérias sendo entupidas. Isso provavelmente agravaria o quadro.

Quando falamos em mudança comportamental, é importante lembrar o conceito conhecido em PNL como *ecologia*. Ser ecológico é poder avaliar como a obtenção do objetivo irá afetar sua vida, observando todos os aspectos externos e internos decorrentes da mudança. Sempre que quiser ser ou agir diferente, pergunte-se:

- Que problemas poderiam ser causados pela mudança proposta?
- O que perderei assumindo o comportamento *y*? (Sempre que ganhamos alguma coisa, perdemos outra, ainda que trivial.)
- Que consequências trarão para a minha vida os benefícios obtidos ao alcançar o meu objetivo?

Observe cuidadosamente *todos* os aspectos da mudança e *faça os ajustes necessários*. Toda mudança requer uma avaliação prévia e posterior.

No caso de Beatriz, a forma por ela encontrada para superar o mal-estar foi introduzir progressivamente leite e derivados na alimentação e fazer regularmente exames para verificar as taxas de colesterol. No mês em que voltou a consumir iogurte desnatado e ricota, refez o exame de colesterol. Como observou que as taxas estavam normais, adquiriu mais segurança e o desconforto diminuiu.

UMA PAUSA PARA REFLEXÃO

As associações negativas que fazemos têm uma razão de existir. É fundamental saber, por exemplo, se você é alérgico a determinado remédio. Essa informação poderá até salvar sua vida. Existe, entretanto, um aspecto a se considerar: no que diz respeito à saúde, a associação negativa deve gerar alívio, e não intensificar um conflito.

---

[5] Dilts, Robert; Hallbom, Tim; Smith, Suzi. **Crenças**: caminhos para a saúde e o bem-estar. São Paulo: Summus, 1993. p. 135.

Como observa Jack Lawson:

> QUANDO UM PACIENTE ESTÁ CONVENCIDO DE QUE UM DETERMINADO MEDICAMENTO LHE FARÁ BEM, PROVAVELMENTE SERÁ ASSIM, AINDA QUE ISTO SEJA UMA ABERRAÇÃO DO PONTO DE VISTA FARMACOLÓGICO. TODAVIA, É POR ESTA RAZÃO QUE INÓCUOS COMPRIMIDOS DE AÇÚCAR, SORO FISIOLÓGICO OU ÁGUA COLORIDA, MINISTRADOS PELO MÉDICO PARA CONTENTAR UM PACIENTE, TENHAM, COM FREQUÊNCIA, UM ÊXITO INEXPLICÁVEL.[6]

Placebo são substâncias ou preparados inativos que, quando administrados ao paciente, podem atenuar muito os sintomas da doença. Esse efeito depende da confiança que o paciente deposita no médico e na medicação. Não é de surpreender que os placebos de melhor resultado para o alívio da dor sejam os amargos. A explicação para esse alívio reside na crença que as pessoas têm de que o remédio é sempre amargo.

Não sugiro preconceito contra remédios alopáticos, ao contrário, acredito no valor das descobertas científicas. A descoberta da penicilina, por exemplo, mudou o curso da nossa história. Quero apenas observar que as crenças interferem na saúde. A visão de que a doença está no corpo e a cura, no remédio é reducionista.

Não se trata de substituir uma medicação alopática por um placebo. Continue o seu tratamento, orientado por um médico que lhe transmita segurança, e faça associações mentais positivas com o seu processo de recuperação. Não menospreze o seu poder de cura. Veja o que dizem McDermott e O'Connor:

> COM EXCEÇÃO DE ALGUNS CASOS, OS MÉDICOS SEMPRE TÊM UMA ESCOLHA PARA O TRATAMENTO QUE PRESCREVEM. EXISTEM MUITOS TRATAMENTOS DISPONÍVEIS, TANTO MÉDICOS QUANTO CIRÚRGICOS, E NENHUM TRATAMENTO FUNCIONA O TEMPO TODO, INCLUINDO OS PLACEBOS. NOSSAS CRENÇAS PODEM INTENSIFICAR, CANCELAR OU REVERTER O TRATAMENTO. O IMPORTANTE É O MÉDICO SE SENTIR CONGRUENTE EM RELAÇÃO AO TRATAMENTO PRESCRITO. QUANDO MÉDICO E PACIENTE ACREDITAM QUE O TRATAMENTO PODE SER EFICAZ, O PACIENTE MELHORA EM CERCA DE 70% DOS CASOS, MESMO QUANDO O TRATAMENTO É UM PLACEBO. A CONGRUÊNCIA CURA.[7]

---

[6] Lawson, Jack. **Endorfinas**: a droga da felicidade. Blumenau: Eko, 1998. p. 25.
[7] McDermott, Ian; O'Connor, Joseph. **PNL e saúde**: recursos da programação neurolinguística para uma vida saudável. São Paulo: Summus, 1997. p. 97.

A grande contradição quanto ao emagrecimento é que a grande maioria das pessoas não tem necessidade de ingerir remédios para diminuir peso. Uma reeducação alimentar, associada a uma atividade física, é suficiente para alcançar o objetivo desejado. Observamos que a cada dia aumenta o número de casos de ingestão *desnecessária* de remédios. Os inibidores de apetite, já o dissemos, são ineficazes para controlar uma compulsão alimentar, pois ela em geral surge quando não estamos com fome.

Se você optou por emagrecer com remédios, procure um profissional e, em hipótese alguma, se automedique. Nenhum remédio ou tratamento podem mudar seus hábitos "por procuração". Quando alcançar o peso desejado, tome cuidado para não fazer uma associação negativa com o excesso de peso. É muito comum que a pessoa que emagreceu tomando remédios desenvolva a crença: "Enquanto tomar remédios, sou capaz de manter o meu peso; se eu parar, vou engordar". Essa crença a coloca numa posição vulnerável, que abala sua autoestima. Pior, ela passa a ingerir o medicamento por tempo indeterminado, desnecessariamente, prejudicando a saúde. Se você imagina que uma clínica de emagrecimento é frequentada só por quem está acima do peso, engana-se.

Uma das pessoas que me motivaram a escrever este livro foi Helena, mulher magra e elegante, que nos procurou porque não conseguia se livrar dos remédios. Ela havia engordado durante a gravidez, havia seis anos. Voltou ao seu peso ideal quatro meses após o parto, mas continuou tomando inibidores de apetite desde então, com medo de engordar novamente. Compreendi sua insegurança. Assim como Helena, todo ser humano tem os recursos de que necessita para mudar de comportamento. Ela conseguiu. Não emagreceu, mas foi capaz de manter o peso *sem* remédios. Sob orientação médica, diminuiu progressivamente os medicamentos. Nesse caso, o corpo dela não mudou externamente, mas várias de suas crenças foram destruídas. A primeira e mais estressante delas era o medo de engordar caso parasse de ingerir inibidores de apetite.

Faça uma pausa e reflita: as suas crenças têm efeito direto na sua saúde? Será que elas atuam a seu favor ou contra você? Avalie se alguma crença está intensificando algum conflito interno. Às vezes, determinada crença não tem fundamento e pode gerar um estresse desnecessário. Assim que você identificar qual é essa crença, reprograme-a em seu benefício.

APRENDENDO A OUVIR O SEU CORPO

Quando estamos lendo ou refletindo sobre determinado tema, temos de ficar atentos para não cair no risco da classificação. Você pode perfeitamente não se enquadrar na descrição do mecanismo de compulsão descrito acima. Vamos supor que você está tranquilo, lendo um assunto agradável, sem nenhuma preocupação e, de repente, tem uma compulsão alimentar. Observe que, nesse caso, não há aparentemente nenhum agente estressor. Mesmo assim, você sente o desejo de comer algo e, quando começa, perde o controle. Não gaste seu tempo querendo descobrir qual emoção (consciente ou inconsciente) desencadeou esse desejo. Essa busca pode deixá-lo com uma série de perguntas e conclusões vagas. Se você for do tipo preocupado, vai achar que tem um problema psicológico. Não exagere e relaxe.

Imagine que, após um jantar, você tenha ficado com intoxicação alimentar. Os seus amigos, que comeram os mesmos alimentos, não sentiram nada de estranho. Nessa situação, seria ineficiente tentar descobrir qual foi o prato responsável por sua intoxicação. O máximo que você poderia fazer seria anotar o que comeu e observar como você reage a esses alimentos numa próxima vez. É difícil apontar com precisão a causa do seu mal-estar. Seu corpo lhe dá todas as informações de que precisa para reconhecer os alimentos adequados para você. É preciso aprender a ouvi-lo.

Em geral, as pessoas que desejam emagrecer desenvolvem grande interesse por obras que tratam de alimentação. Em pouco tempo, conhecem profundamente o assunto e se esquecem de "ouvir o corpo". Foi o que ocorreu com Fábio, um empresário que sabia mais a respeito das novidades do mercado em dietas e emagrecimento do que muitos nutricionistas ou estudiosos. Depois de ter emagrecido sete quilos, recomendei que observasse suas reações particulares a cada alimento. Ele não me levou a sério. Disse que tudo o que precisava saber estava nos livros.

Dois meses depois, telefonou-me ansioso e marcou uma consulta. Não estava conseguindo manter o peso e sentia todas as calças apertadas. Ao encontrá-lo, verificamos que seu peso não havia aumentado, mas o abdômen estava estufado. As medidas acusaram cinco centímetros a mais do que no final do tratamento. Perguntei como estava se alimentando. Contou-me que estava seguindo uma dieta à base de um caldo de tomates, legumes e verduras, cultivados sem agrotóxicos, com o objetivo de desintoxicar o corpo e controlar o colesterol, e exaltou os benefícios da dieta, das vitaminas e das fibras contidas na sopa. Quis saber como ele se sentia com essa alimentação. Respondeu que tinha dificuldade em digeri-la, sobretudo o pimentão. Sentia uma azia constante. Sugeri que suspendesse a dieta por dois dias, voltasse a comer todos os alimentos a que estava habituado e retornasse à clínica.

Ao retornar, o abdômen havia desinchado, os centímetros a mais haviam retrocedido e o bem-estar voltara. Quando indaguei por que estava tomando a sopa, se já no primeiro dia se sentira indisposto, respondeu: "Eu tomei porque faz bem". Faz bem para quem? O que é bom para uns pode não ser para outros. Ouça e sinta as informações do seu corpo. Faça os ajustes necessários para *você*.

Acho importante compartilhar a história de Fábio porque é um caso comum. Eu poderia escrever outro livro só para relatar o que as pessoas fazem em busca da saúde e do corpo ideal, esquecendo-se do bom senso e do autorrespeito. Assim como Fábio, também gosto do tema *alimentação* e procuro me manter informado sobre as pesquisas a respeito. Reconheço que, certas vezes, fico "sem bússola" para saber o que é adequado ou não comer. Quando decido experimentar uma nova dieta, sempre observo as minhas reações particulares a cada alimento e recomendo que você faça o mesmo.

Determinadas dietas geram, muitas vezes, sintomas parecidos em pessoas diferentes. No caso descrito, várias pessoas que seguiram a mesma alimentação de Fábio também se queixaram.

Em relação à compulsão alimentar, não caia na armadilha clássica de que "só um pedacinho não faz mal". Você vai ver que, em se tratando de certos alimentos, é mais fácil não comer nada do que provar só um pouco. Ao colocar um alimento na boca, você desencadeia reações bioquímicas em seu corpo que podem agravar a compulsão, independentemente da quantidade.

As pessoas que sofrem de enxaqueca desencadeada por alimento vão entender o que estou dizendo. Vamos admitir que toda vez que você come avelãs sente enxaqueca. Não importa se você comeu uma ou um saco de avelãs, você se sentirá mal da mesma forma. Essa noz produz uma reação química em seu corpo que desencadeia a dor. Se você não souber qual o gatilho dessa reação a fim de evitá-lo, correrá o risco de perpetuar um sofrimento que poderia ser facilmente poupado.

Para a compulsão, vale o mesmo princípio: estaríamos cometendo um erro ao generalizar que determinados alimentos causam *sempre* um descontrole alimentar. Para que você aprenda a se controlar, é preciso se conhecer. Conecte-se com o seu corpo: fique atento às suas sensações físicas (fome, sede, dor, relaxamento, vontades...). Se lhe agradar, procure técnicas que promovam contato físico com o seu corpo, como massagens, por exemplo.

ALTERANDO A SUA PERCEPÇÃO DE DETERMINADO ACONTECIMENTO

Leia a seguinte história:

Ontem fui a uma festa. Logo que cheguei, tive a certeza de que ela seria um sucesso. Havia mesas no jardim iluminado, flores decorando as mesas, e um conjunto tocava uma música suave. O anfitrião me acompanhou até o local onde estavam os meus amigos. Fiquei muito contente ao reencontrá-los e conversamos com entusiasmo durante um bom tempo. O jantar estava uma delícia. A cor do molho do prato principal combinava com a cor das flores que decoravam a mesa, e algumas frutas davam colorido especial ao prato. O garçom me ofereceu um pouco mais de bebida. Aceitei com prazer. Na sobremesa, comi uma torta muito saborosa. Após o jantar, fomos dançar na pista, bem no centro do jardim. O conjunto tocava agora uma música animada. O clima era ameno e o céu estava estrelado. Foi realmente uma festa inesquecível.

Observe que, ao ler essa pequena história, você a representa internamente por meio de visões, sons e sensações. Você se lembra consciente ou inconscientemente de imagens, sons, sentimentos, gosto e odores já experimentados anteriormente. Você não precisa ter vivenciado uma situação para poder imaginá-la. A linguagem nos permite ter acesso a diversas experiências sensoriais sem as termos vivido de fato. Imagine que você está viajando num navio e vê golfinhos nadando no mar. Mesmo que nunca tenha viajado num navio nem visto um golfinho, é possível criar a situação a partir de um material recolhido em outra fonte, como num filme, por exemplo.

Por meio de nossos sentidos – visão, audição, tato, olfato e paladar –, assimilamos, armazenamos e codificamos a informação em nossa mente. Imagine-se comendo uma maçã. Você poderá visualizá-la, ouvir o barulho da mordida, sentir seu aroma, sua textura e seu gosto. Cabe aqui explicar mais um pressuposto básico da PNL: o mapa não é o território. Para a PNL, o território designa o mundo exterior. O mapa, por sua vez, são as representações de cada pessoa a respeito do mundo, construído a partir de suas percepções e experiências individuais. Assim, percebemos o mundo através de filtros que interpretam a realidade exterior segundo os nossos interesses e valores, e segundo as crenças que temos sobre o que é bom ou ruim, certo ou errado para a nossa vida. Por meio desses filtros, armazenamos informações em nossa mente na forma de imagens, sons, sensações, cheiros e paladares. Por exemplo, se você lesse a história da festa para três pessoas diferentes, elas provavelmente responderiam as mesmas perguntas sobre o evento de forma distinta. Se quiser, faça o teste.

- Qual era a cor do molho do prato principal e das flores que decoravam as mesas?
- Qual era o prato principal?
- Que frutas acompanhavam o prato?
- Que bebida foi servida?
- Que torta foi servida?
- Que música tocava?

Portanto, a nossa percepção do mundo passa por uma série de filtros que dependem do nosso histórico pessoal. Como seria explicar para um esquimó o que é uma manga? Ele provavelmente poderia imaginá-la e criar uma imagem mental (Por associações com outras frutas, por exemplo) do que é uma manga, mas estaria privado de conhecer seu sabor, seu cheiro e sua textura por não ter experimentado a fruta. O mesmo ocorre com as preferências alimentares: cada indivíduo tem uma preferência particular, estabelecida em função do seu histórico pessoal. Se perguntar o que é uma sobremesa "irresistível" para pessoas diferentes, você obterá as mais diversas respostas, porque cada uma tem um histórico pessoal e conceitos distintos a respeito.

COMO SE FORMA UMA REPRESENTAÇÃO INTERNA

Para bem compreender o que é e como se forma uma representação interna, relembre um prato favorito de infância. Observe que, para relembrar, você fará uma representação mental dessa experiência através de imagens, sons, sensações, cheiros e paladares. A não ser que o prato esteja na sua frente no momento da lembrança, você só terá acesso a ele por meio de uma representação interna, codificada por diferentes modalidades ou sistemas representacionais. São os sistemas visual, auditivo, cinestésico (sensações), olfativo e gustativo que nos permitem captar e armazenar informações, bem como acessá-las quando desejamos.

Convém ressaltar que cada representação interna de uma experiência se constrói por meio de uma ou mais modalidades, que apresentam, por sua vez, submodalidades. A imagem da representação interna do prato, por exemplo, poderá ter brilho, distância, profundidade, entre outras submodalidades.

A cada experiência evocada você terá acesso, portanto, pelos diferentes sistemas representacionais. Contudo, algumas pessoas têm acesso à representação interna, principalmente por uma estrutura visual; outras, pela auditiva; outras ainda, pela cinestésica.

No Quadro 1, há uma relação de submodalidades possíveis, segundo a formulação de A. Robbins.[8] Como observam O'Connor e Seymour: "A partir do momento em que um acontecimento ocorre, não podemos mais voltar no tempo e modificá-lo. Então, passamos a reagir à lembrança do acontecimento. É essa que pode ser modificada, e não o evento em si".[9] É possível mudar determinada representação interna alterando suas submodalidades.

Tendo como referência a festa descrita anteriormente, proceda da seguinte forma:

- Se a imagem da festa era colorida, deixe-a em preto e branco.
- Se o jardim estava iluminado, deixe-o escuro.
- Se o conjunto tocava uma música suave, "aumente o volume" até que ele se torne insuportável.
- Tire o foco da imagem.
- Mude a temperatura da noite.

Observe atentamente as sensações que acompanham a mudança da representação da festa. Provavelmente, uma festa que teria sido muito agradável perdeu o encanto.

Essa técnica é interessante se você deseja desviar o foco de atenção de determinados alimentos. Ao visualizar um bufê com uma grande variedade de pratos, você pode alterar uma submodalidade mentalmente, como tirar a cor de determinado alimento, tirar a nitidez de um prato, tirar o brilho dos doces, imaginar o chantili azedo...

---

[8] Robbins, Anthony. **Poder sem limites**. São Paulo: Best Seller, 1987. p. 96.
[9] O'Connor, Joseph; Seymour, John. **Introdução à programação neurolinguística**: como entender e influenciar as pessoas. São Paulo: Summus, 1995. p. 60.

QUADRO 1. RELAÇÃO DE SUBMODALIDADES POSSÍVEIS

Visual

1. Composições móveis ou paradas
2. Panorâmica ou enquadrada (se enquadrada, o formato do quadro)
3. Colorido ou preto e branco
4. Brilho
5. Tamanho da imagem (tamanho natural, maior ou menor)
6. Tamanho do objeto central
7. A pessoa fora ou dentro da imagem
8. Distância da imagem para a pessoa
9. Distância do objeto central para a pessoa
10. Qualidade de tridimensionalidade
11. Intensidade do colorido (ou preto e branco)
12. Grau de contraste
13. Movimento (se tiver, rápido ou lento)
14. Foco (quais as partes – dentro ou fora)
15. Foco intermitente ou fixo
16. De que ângulo é visto
17. Número de imagens (cenas)
18. Localização
19. Outra?

Auditiva

1. Volume
2. Cadência (interrupções, agrupamentos)
3. Ritmo (regular, irregular)
4. Inflexões (palavras realçadas, como)
5. Tempo
6. Pausas
7. Tonalidades
8. Timbre (qualidade, de onde ressoa)
9. Singularidade do som (áspero, suave e outros)
10. Som move-se em volta – espacial
11. Localização
12. Outra?

Cinestésica

1. Temperatura
2. Textura
3. Vibração
4. Pressão
5. Movimento
6. Duração
7. Constante – Intermitente
8. Intensidade
9. Peso
10. Densidade
11. Localização
12. Outra?

Para dor

1. Tremor
2. Quente – Frio
3. Tensão muscular
4. Aguda – Fraca
5. Pressão
6. Duração
7. Intermitente (assim como latejar)
8. Localização
9. Outra?

UTILIZANDO A TÉCNICA DO *SWISH* PARA REPROGRAMAR UM COMPORTAMENTO

O *swish* é uma técnica proposta por Richard Bandler em *Usando sua mente*,[10] a qual, segundo o autor, atende a inúmeras finalidades. Ela é útil para modificar a forma como você reage a determinada lembrança. É aplicada para mudar hábitos ou reações que você não gostaria de ter. E ainda o auxilia a ficar mais próximo da pessoa que você gostaria de ser. No caso das compulsões, é mais um instrumento eficaz para redirecionar o comportamento.

Você mesmo pode aplicar a técnica, descrita a seguir. O exemplo que acompanha essa descrição ilustra um caso real: Cris deseja se livrar de uma compulsão por pipocas. Seus pensamentos foram registrados para tornar o exercício didático.

1. IDENTIFICAR O CONTEXTO. Identificar o comportamento que você deseja mudar.

   CRIS: *Comportamento que desejo mudar: compulsão por pipocas.*

2. IDENTIFICAR A IMAGEM-PISTA. Identifique o que você vê logo antes de assumir o comportamento que deseja mudar. Crie uma imagem mental como se você estivesse revivendo a experiência. No caso, qual é o gatilho que dispara a compulsão? É o fato de ver o saco de pipocas? De sentir o seu aroma ao ser preparada? Ou de ouvir a pipoca sendo comida?

   Se você sentir dificuldade nesta etapa do exercício, experimente repetir a ação que precede o descontrole até descobrir o gatilho. Tendo como referência o exemplo estudado, você poderá levar a mão em direção à boca (sem as pipocas) para identificar alguma situação desagradável associada a essa imagem. Não se preocupe se a única coisa que você visualizar for sua mão indo em direção a sua boca. Fixe essa imagem. Em seguida, "quebre o estado" abrindo os olhos e pensando em algo diferente antes de continuar.

   CRIS: *A visão do saco de pipocas sobre a mesa da copa dispara a compulsão. Às vezes passo pela cozinha e, se o saco não está naquele local, nem sempre como pipocas.*

3. CRIAR A IMAGEM DO RESULTADO DESEJADO. Crie uma segunda imagem de você mesmo com as qualidades desejadas. Veja-se como se estivesse num filme. A sua autoimagem deve ser atraente. Ao criar sua autoimagem ideal, acrescente todas as qualidades que o tornariam mais próximo da pessoa que

---

[10] Brandler, Richard. **Usando sua mente**: as coisas que você não sabe que não sabe: programação neurolinguística. São Paulo: Summus, 1987. p. 143.

você gostaria de ser. Faça todas as modificações necessárias até ficar satisfeito com ela. É importante que, nessa imagem, você não esteja se comportando de uma maneira específica. A proposta do exercício é criar uma nova direção de comportamento, e não substituir um comportamento específico por outro. É por esse motivo que você se vê como se estivesse num filme. Se você tivesse a impressão de já ter feito a mudança, ela deixaria de ser motivadora. Avalie se essa imagem é equilibrada. Ela é possível no mundo real? Está em harmonia com os seus desejos? Em seguida, "quebre o estado" abrindo os olhos e pensando em algo diferente antes de continuar.

CRIS: *Eu me vejo com o meu peso ideal, tranquila, segura, trabalhando com desenvoltura e disposição.*

OBS.: Essa imagem pode ser criada no contexto que você desejar: na sua casa, na praia, no campo...

4. **SWISH.** Agora proceda ao *swish* das duas imagens: comece visualizando a primeira imagem (o comportamento a ser mudado), grande e luminosa, numa "tela". Depois, coloque uma pequena imagem do resultado desejado numa das extremidades. Faça essa imagem crescer com muito brilho, até que cubra a primeira. Esta, por sua vez, diminuirá e ficará mais escura até desaparecer. O tempo deve ser de um a dois segundos no máximo. Depois, limpe a tela abrindo os olhos entre cada repetição. Faça isto cinco vezes no total. Lembre-se de limpar a tela no final de cada *swish*.

CRIS: *Eu alternei a minha primeira imagem (olhando para o saco de pipocas) com a minha autoimagem ideal.*

5. **TESTE**
    a) Se o *swish* funcionou, a primeira imagem pode se tornar esmaecida ou fugidia e será substituída pela imagem de como você gostaria de ser.

    OBS.: No caso de uma compulsão alimentar, em geral a pessoa não consegue mais formar uma imagem mental nítida da situação que disparava o processo, ou então passa a ver de forma diferente o alimento que o desencadeava.

    b) Teste comportamental: vivencie a situação que lhe causa (ou causava) a compulsão. No exemplo, tente levar a mão à boca como se tivesse um punhado de pipocas. O que aconteceu?

    OBS.: No exemplo estudado, Cris teve dificuldade em fixar a visão da primeira imagem: ela olhando para o saco de pipocas.

Se a imagem envolver duas pessoas, por exemplo, alguém lhe oferecendo algo, recrie a cena com um amigo. Veja como você reage ao oferecimento.

Caso a antiga reação ainda estiver presente, retroceda e repita o padrão *swish*. Faça as modificações necessárias para que o exercício funcione. Lembre-se de que o estado desejado deve ser atraente. Só assim você terá motivação para efetuar a mudança.

AVALIANDO OS RESULTADOS

No dia seguinte, Cris ficou desapontada. Quando estava em seu quarto, sentiu o cheiro da pipoca sendo preparada na cozinha e a compulsão se repetiu. Na realidade, o exercício tinha sido eficiente para a *imagem* das pipocas, não para o seu *aroma* (que também desencadeava o processo).

Sugeri que repetisse o exercício do *swish*. Dessa vez, pedi que considerasse também o aroma da pipoca. Na primeira cena, criou uma imagem na qual o aroma da pipoca disparava a compulsão. Na segunda, usou a sua autoimagem ideal.

Propus ainda que criasse uma nova imagem, incorporando o barulho da pipoca sendo comida e o do saco de pipoca sendo amassado. Refez o exercício.

O ideal, como recomenda Richard Bandler, é verificar a técnica imediatamente após a realização do exercício. Se, no caso em questão, o comportamento a ser mudado fosse uma compulsão por cigarros, seria interessante fazer a pessoa testar as suas reações com um cigarro real, vendo-o, manuseando-o e cheirando-o. O autor indica inclusive que, em geral, basta fazer o *swish* no sistema visual. Se você quiser ser cuidadoso, deve fazê-lo em todos os sistemas, "e depois testá-lo rigorosamente, para descobrir o que é necessário acrescentar".[11]

Em relação aos alimentos, considero útil fazer o teste em todos os sistemas. Repare que comer uma trivial maçã, por exemplo, envolve a percepção visual (cor, tamanho...), auditiva (o barulho de uma maçã crocante pode ser sedutor), cinestésica (textura crocante ou macia), olfativa (se você já teve a oportunidade de andar em uma plantação de maçãs, entenderá o que estou falando) e gustativa (doce ou ácida), podendo desencadear uma compulsão.

---

[11] *Ibid.*, p. 151.

UM RESUMO DO PADRÃO SWISH

1. De olhos fechados, identifique o comportamento que você deseja mudar.
2. Identifique o gatilho e crie uma imagem com as informações que disparam esse comportamento. (O que desencadeia esse comportamento?) Em seguida, "quebre o estado" abrindo os olhos e pensando em algo diferente antes de continuar.
3. Crie uma imagem do estado desejado, na qual você se veja com as qualidades que gostaria de ter. Em seguida, "quebre o estado" abrindo os olhos e pensando em algo diferente antes de continuar.
4. Visualize a primeira imagem grande e luminosa numa tela. Depois, coloque uma pequena imagem escura do resultado desejado (com a sua autoimagem ideal) numa das extremidades. Troque as imagens instantaneamente de forma que a pequena cresça enquanto a primeira desaparece. Repita cinco vezes o procedimento, abrindo os olhos entre cada repetição.
5. Teste (no caso dos alimentos, use os três sistemas: imagens visuais, auditivas e cinestésicas).
6. Faça ajustes, se necessário. Repita o procedimento.
7. Use sua criatividade para aperfeiçoar a técnica. Torne a imagem do estado desejado o mais atraente possível. Você é o autor, diretor, produtor e personagem desse filme.
8. Repita o exercício quantas vezes achar necessário, até atingir seu objetivo.

O poder da linguagem

*****

O PROBLEMA DA LINGUAGEM ESTÁ NO CÉREBRO,
E NÃO NA MANDÍBULA.
A. Leroi-Gourhan

*****

A MAIOR DESCOBERTA DA MINHA GERAÇÃO É QUE O SER HUMANO
PODE ALTERAR MUITO DE SUA VIDA SE MUDAR SEUS PENSAMENTOS.
William James

As palavras são poderosas. É preciso tomar cuidado com elas.

No campo divinatório, por exemplo, as precauções devem ser redobradas. Cartomantes, astrólogos, numerólogos, videntes, todos lidam com possibilidades. Se dentre as inúmeras previsões feitas uma única se concretizar, não há como esquecer as demais. Foi o que aconteceu a certo senhor após consulta a uma cartomante. Ao abrir as cartas, ela previu ao cliente uma viagem, uma herança, o matrimônio com uma estrangeira, o nascimento de filhos gêmeos e a sua morte aos quarenta anos. Não sei se tal homem viajou ou se, de fato, recebeu a herança, mas casou-se com uma alemã, teve um casal de gêmeos e enfartou aos quarenta anos. Felizmente, não morreu. Hoje, tem 45 anos e saúde perfeita. Só que, até completar 42 anos, sua vida foi um inferno: visitou todos os médicos possíveis, passou incontáveis noites em claro (obcecado com a ideia de que poderia falecer dormindo), atormentou todos os que o rodeavam. Por quê? Por causa do poder conferido às premonições de outra pessoa.

Se as palavras que vêm de fora podem causar tal dano à nossa existência, imagine o que fazem as que nós mesmos nos dizemos. Termos cheios de meias-verdades, falsas verdades, nos quais podemos acreditar sem qualquer questionamento. Frases que não deveríamos sequer construir se soubéssemos quão nocivas podem ser. Aproveitamo-nos de algumas sugestões feitas por Susan Jeffers na obra *Feel the fear and do it anyway*,[1] a respeito da conquista da qualidade de vida e mudança comportamental, e reestruturamos os seus conceitos, adaptando-os para o emagrecimento e a manutenção de peso. Os exemplos são mais frequentes do que imaginamos.

1. AS DECLARAÇÕES "EU NÃO POSSO" E "EU NÃO CONSIGO" PODEM INDICAR QUE A PESSOA NÃO ESTÁ SE POSICIONANDO DIANTE DE UMA SITUAÇÃO. Ela não está suficientemente determinada e cria justificativas. Seria melhor dizer: "Eu não quero". Substitua vulnerabilidade por decisão. Por exemplo: em uma reunião de amigos, ao oferecerem salgadinhos, se o indivíduo disser que não os pode comer, abrirá espaço para todo tipo de interrogatório: "Não pode por quê?", "Está doente?", "Tem algum problema?", "Sente-se mal?" Se responder um simples "Não, obrigado", toma uma atitude firme, sem margem a especulações.

2. EXPERIMENTE TROCAR TODOS OS "EU DEVERIA" POR "EU PODERIA". A primeira construção traz consigo o sentido de obrigatoriedade. Tudo o que fazemos por imposição costuma ser desprazeroso. Realizar algo por escolha própria significa livrar-se do sacrifício. "Eu devo emagrecer" é uma frase carregada de culpa, enquanto "Eu posso emagrecer" o coloca numa situação de poder, pois pela afirmação subentende-se que você tem a liberdade de fazer as escolhas que quiser.

3. OUTRO COMPORTAMENTO HABITUAL É PROCURAR MOTIVOS: "ENGORDEI PORQUE: PERDI MEU EMPREGO, MEU CARRO, MEU NAMORADO; PAREI DE FUMAR; RECEBI MINHA SOGRA EM CASA; ESTOU TOMANDO HORMÔNIOS; ETC." Seria mais simples dizer apenas: "Engordei". Quando começam as justificativas, a pessoa se exime de responsabilidade. Quando, ao contrário, ela assume a responsabilidade pelo excesso de peso, torna-se capaz de emagrecer. Obter um corpo que lhe traz bem-estar dependerá de sua vontade. Portanto, assuma a responsabilidade por sua vida. Procurar *exclusivamente* motivos externos é reduzir a pó o seu poder de mudança. Sabemos que duas pessoas diferentes reagem a uma mesma situação de maneiras distintas: imaginemos dois indivíduos da mesma idade e sexo, membros de duas famílias em que

---

[1] Jeffers, Susan. **Feel the fear and do it anyway**. New York: Ballantine Books, 1988. p. 39.

todos apresentam excesso de peso. Um deles pode ser gordo e se justificar pelo perfil familiar, ou seja, ele é assim porque, em sua casa, todos o são. O outro pode ser magro e ter como explicação o mesmo motivo: procura manter a forma porque, em sua casa, ninguém o faz. Ora, se o estímulo externo é o mesmo, a causa dos quilos a mais está dentro da pessoa, e não fora. Cabe a ela conscientizar-se disso.

4. **Mais um caso de "autossabotagem" é o discurso: "Perder peso é um grande problema para mim. Várias vezes emagreci e voltei a engordar. Estou cansado desse vaivém".** Com tal afirmação, o seu inconsciente tem como registro todas as suas tentativas fracassadas; portanto, de nada vai adiantar um novo recomeço. Você é incapaz de atingir seus objetivos. Os resultados são apenas temporários. Então, para que se empenhar? Vejamos o que acontece se modificarmos a nossa fala para: "Atingir o peso no qual me sinto bem é um processo e uma oportunidade para que eu melhore a minha qualidade de vida". A palavra *processo* mobiliza o nosso inconsciente para uma série de ações feitas progressivamente numa direção definida. Isso pressupõe um pouco de paciência, algumas tentativas e empenho, sobretudo no início. Depois, adquirimos habilidade: passamos a aprender rápido e bem. Como se o inconsciente registrasse a sabedoria de que "o bom cavaleiro não é aquele que não cai, mas aquele que se levanta". Já o termo *oportunidade* dirige a nossa mente para uma ocasião favorável, que nos traz benefícios.

5. **Vamos substituir "Espero que isso dê certo" por "Eu sei que vai dar certo".** Na primeira frase, a chance de que algo aconteça é muito pequena, não passa de um mero acaso. Não acreditamos em nossa capacidade de conseguir coisas. Se eu atingir o meu objetivo, será uma surpresa. Se não, paciência, sou um azarado mesmo, um fracassado. E aí entra em cena o inconsciente para comprovar essa crença. Em obediência à imagem que lhe oferecemos, traz de volta à memória todos os nossos momentos de fraqueza. Ao passo que a outra opção ("Eu sei que vai dar certo") significa que farei de tudo para chegar ao sucesso, não importa quanto tempo isso leve. Com esse pensamento, induzo o meu inconsciente a me mostrar todas as situações em que tive êxito, e o meu ânimo e empenho se renovam. Terei a oportunidade de aprender e de vencer. A minha história passa a ter um final feliz.

6. **Risque de seu discurso a frase "E agora? O que vou fazer?".** Em vez de "Engordei, e agora?", tente "Engordei, mas sei que posso voltar ao peso em que me sinto bem". Na primeira frase, o medo é grande. Temer algo é natural. Patológicos seriam os extremos: jamais se assustar com nada ou

apavorar-se com tudo. A melhor forma de superar uma situação difícil é encará-la de frente. Para sairmos de um túnel, é preciso atravessá-lo.

7. **ELIMINE DE SEU VOCABULÁRIO A PALAVRA "TERRÍVEL"**. Não se desespere, por exemplo, se durante a dieta o seu peso estacionar ou subir um pouco. O emagrecimento não é constante. Esperar que a balança acuse tantos gramas a menos todos os dias é utopia. Para as mulheres, por exemplo, o período pré-menstrual apresenta alterações de quinhentos gramas a dois quilos a mais na massa corpórea. Isso não significa gordura, esse peso é rapidamente eliminado com a liberação do fluxo menstrual. Além do mais, abusar do sal na comida, ingerir certos medicamentos ou bebidas alcoólicas podem causar retenção de líquidos no organismo. Estar inchado também não é estar gordo. Situações de muita ansiedade e estresse desencadeiam tensionamento muscular, e é possível observar praticamente uma paralisação temporária do processo digestivo e do sistema de eliminação renal e intestinal. Consequência: alteração no peso. Em todos esses casos, não há motivo para desespero.

8. **EM VEZ DE DIZER "EU SOU GORDO", DIGA "EU ESTOU GORDO"**. Ser gordo é uma identidade, enquanto estar gordo é um estado, que pode ser temporário ou não. A segunda frase abre a possibilidade de mudança. Significa que somos capazes de alterar a situação em que nos encontramos.

9. **VEJAMOS A DIFERENÇA ENTRE "EU GOSTO DE COMER MUITO" E "EU GOSTO DE COMER BEM"**. No primeiro caso, a pessoa admite comer a qualquer hora, qualquer coisa, em qualquer quantidade. No segundo, subentende-se que a pessoa escolhe a própria comida. Come para satisfazer a fome e tem outros prazeres na vida além da alimentação.

10. **TROCAR "NÃO POSSO FICAR SEM COMER MUITO" POR "POSSO FICAR SATISFEITO COMENDO O SUFICIENTE" É MAIS UM EXEMPLO DE SUBSTITUIÇÃO CONSTRUTIVA.** Essa construção é particularmente importante para as pessoas que têm uma dieta equilibrada mas se excedem nas quantidades. Na primeira opção, estou condenado. Não tenho saída, porque assumi a compulsão como verdade. Uma afirmação triste e de consequências desastrosas. Basta uma frase como esta para que o nosso inconsciente nos mostre todas as situações em que nos sentimos vulneráveis: quando não resistimos a uma compulsão ou quando não fizemos esforço para sair de uma situação desagradável. Imagine agora a outra alternativa: "Posso ficar satisfeito comendo o suficiente". Nela, eu sei que consigo. A sua consequência lógica é o sucesso.

Esses são alguns casos de frases mal empregadas e de como podemos substituí-las por outras mais eficazes. Céu e inferno estão ao nosso alcance. Depende de nós traçar o caminho do bem através da transformação de nosso discurso diário. Nós escolhemos a nossa torcida (motivação ou desânimo). Ela não é nada mais do que o nosso inconsciente obedecendo aos comandos enviados por nós. Como vimos, basta dizer para o nosso inconsciente que somos fracos para obter a pior torcida do mundo, a torcida da derrota, do comodismo, do desânimo. Sejamos dinâmicos e determinados. Optemos pelo céu. Só assim a torcida se tornará fanática, encorajadora, eficiente. Só assim ganharemos a partida. O poder está em nosso discurso.

COMO USAR A LINGUAGEM A SEU FAVOR

O uso adequado da linguagem é um instrumento poderoso para reprogramar um hábito ou um estado emocional que gostaríamos de modificar. Entretanto, para obter um resultado eficaz, é preciso ficar atento aos seguintes conceitos:

- TODA MUDANÇA COMEÇA NA SUA MENTE.
- AS AFIRMAÇÕES SÃO DECLARAÇÕES QUE PROGRAMAM A MENTE PARA UM OBJETIVO DESEJADO. Como as palavras têm o poder de evocar imagens, sons e sensações, é útil que elas atuem a seu favor, abrindo várias opções de comportamento, em vez de limitá-lo. Toda a nossa experiência e as nossas atitudes são representadas por meio de imagens, sons e sensações. Portanto, se você sente desconforto em ir ao dentista porque associa tratamentos dentários com dor, não adianta repetir mentalmente: "Eu não vou sentir dor, eu não vou sentir dor". Esse pensamento só vai piorar a situação. Isso ocorre porque a palavra *dor* evoca todas as imagens, sons e sensações de quando você passou por essa experiência. Se você quiser evocar paz em vez de sofrimento, seria mais proveitoso pensar: "Eu estou tranquilo, eu estou tranquilo".
- AS SUAS DECLARAÇÕES DEVEM SER FORMULADAS NA FORMA AFIRMATIVA E NO PRESENTE (porque o cérebro não processa o negativo). Observe a afirmação: "Não pense na cor vermelha". Não tem jeito: automaticamente você já pensou e já criou uma imagem mental do vermelho. O seu cérebro funciona assim: ele não processa afirmações formuladas na forma negativa. Outros exemplos: "Não pense num abacaxi dourado", "Não pense num elefante branco com bolinhas verdes". Se você deseja ficar calmo, afirme, por exemplo: "Estou

calmo" (declaração afirmativa), e evite: "Eu não estou nervoso" (declaração negativa).

- AS AFIRMAÇÕES DEVEM SER ECOLÓGICAS, ISTO É, DEVEM ESTAR EM HARMONIA COM A SUA PESSOA COMO UM TODO.
- AS AFIRMAÇÕES DEVEM ESTAR E SER CONGRUENTES COM A SUA VONTADE.

CRENÇAS E LINGUAGEM

As crenças são generalizações que fazemos a respeito do mundo. Nelas, baseamos o nosso comportamento. Como afirmam Dilts, Hallbom e Smith: "Quando realmente acreditamos em algo, nos comportamos de maneira congruente com essa crença. Existem vários tipos de crenças que precisam estar no seu devido lugar para que a pessoa possa atingir o objetivo desejado".[2]

As nossas crenças são expressas por meio da linguagem (verbal ou não). Se você acredita ser impossível ir ao cinema sem comprar um saco de pipocas, tenderá a comê-lo cada vez que for assistir a um filme.

O que me deixa muito surpreso é que as pessoas em fase de emagrecimento e que não acreditam ser possível reprogramar um hábito fazem isso o tempo todo sem perceber. Quando Estela disse que era impossível ficar sem comer pizza, perguntei:

– VOCÊ **SEMPRE** SENTE VONTADE DE COMER PIZZA?

– SEMPRE. SE EU PUDESSE, COMERIA TODOS OS DIAS.

– VOCÊ SE RECORDA DE ALGUM MOMENTO NA SUA VIDA EM QUE NÃO TENHA SENTIDO ESSA VONTADE?

– NÃO. A NÃO SER QUANDO EU ESTOU EM DIETA. MAS DIETA NÃO CONTA.

– POR QUÊ?

– PORQUE TODO MUNDO SABE QUE PIZZA ENGORDA. QUANDO ESTOU EM DIETA, SOU CAPAZ DE DISPENSÁ-LA PORQUE QUERO EMAGRECER.

– DURANTE A DIETA VOCÊ **SEMPRE** SENTE VONTADE?

– SÓ ÀS VEZES.

O discurso de Estela é muito comum: enquanto em dieta, ela sente que tem controle sobre a alimentação; fora dela, volta a atribuir aos alimentos um poder

---

[2] Dilts, Robert; Hallbom, Tim; Smith, Suzi. **Crenças**: caminhos para a saúde e o bem-estar. São Paulo: Summus, 1993. p. 24.

que eles não têm. De uma hora para a outra, a comida se torna *responsável* pela instabilidade de seu peso.

Cria-se, pois, uma grande contradição: Estela acredita que não é possível mudar seus hábitos, mas, em determinados momentos, consegue. Esse comportamento se sustenta na seguinte crença: "Enquanto estiver em dieta, sou capaz de controlar a minha alimentação, mas, na 'vida real', isso é impossível". Ora, enquanto ela acreditar nisso, as coisas não vão mudar. Não estou sugerindo que *nunca* mais coma pizza. Digo que é possível comer algo de que gostamos em quantidade suficiente, sem engordar. O caso de Estela requer que ela altere essa crença, se deseja manter o peso.

Como observa Suzanne Giesemann:

> O SEU SISTEMA DE CRENÇAS É O RESULTADO DE UM HISTÓRICO DE VIDA DE PROGRAMAÇÃO – VOCÊ PASSA UMA VIDA INTEIRA OUVINDO O QUE AS PESSOAS LHE FALAM, E, O QUE É MAIS IMPORTANTE, O QUE VOCÊ FALA PARA SI MESMO. É COMO SE VOCÊ FIZESSE UMA LAVAGEM CEREBRAL. SE UM PENSAMENTO FOR REPETIDO FREQUENTEMENTE, SE VOCÊ ESCUTAR A MESMA MENSAGEM MENTAL REPETIDAMENTE, VOCÊ COMEÇARÁ A ACREDITAR NESSA MENSAGEM MESMO QUE ELA NÃO SEJA VERDADEIRA.[3]

Recapitulando, *para você alcançar determinado objetivo, suas afirmações não precisam ser verdadeiras, basta você acreditar nelas*. Ao afirmar algo para si mesmo, você está orientando sua mente para o objetivo desejado. Colabore com essa orientação, tornando suas afirmações o mais precisas possível. Não basta mentalizar o corpo e o peso desejados, se você não mudar as crenças que o impedem de alcançá-los. No caso de Estela, é insuficiente dizer para si mesma: "Eu sou magra", se ela não alterar a crença: "Eu não tenho controle sobre a minha alimentação". Para ser mais precisa, poderia criar afirmações do tipo: "Eu sou capaz de controlar o que como em qualquer situação".

É fundamental conhecer com detalhes seus hábitos e preferências gastronômicas, e suas crenças a respeito de alimentação. Alguns "tiros certeiros" serão suficientes para reprogramar e mudar favoravelmente suas atitudes.

Na PNL, o *Metamodelo* é um instrumento que identifica os padrões de linguagem que dificultam ou obscurecem a comunicação. Ele auxilia a descobrir os

---

[3] Giesemann, Suzanne. **Conquer your cravings**: four steps to stopping the struggle and winning your inner battle with food. Chicago: Contemporary Books, 1998. p. 14.

fundamentos de determinados hábitos e as informações específicas e pertinentes para alterá-los. Para O'Connor e Seymour,[4] a partir do momento que as causas e consequências de um comportamento ficam explícitas, elas podem ser examinadas e avaliadas, caso contrário, elas serão apenas limitantes. Apresento no Quadro 2 alguns exemplos de padrões de linguagem voltados para o emagrecimento, a fim de que você possa identificar o que é de fato necessário avaliar e mudar.

Uma mudança comportamental implica reavaliar atitudes de que não gostamos em nós mesmos, sendo, portanto, um assunto delicado. Para mudar, é necessário assumir a responsabilidade por nossos atos, o que nem sempre ocorre.

Quando questionamos um comportamento, buscamos precisamente as informações que dificultam a mudança. Se bem empregado, esse questionamento vai melhorar sua qualidade de vida. Se mal, vai gerar conflitos e desentendimentos porque poderá soar como provocação. Imagine se um amigo seu dissesse: "Ele me irrita", e, em seguida, você perguntasse: "Como exatamente você se deixa irritar pelas coisas que ele faz?".

O questionamento tem por objetivo nos tornar capazes de identificar com precisão comportamentos e atitudes (nos outros e em nós mesmos) que nos incomodam, e de lidar com isso sem estresse. Via de regra, utilize o metamodelo de linguagem consigo mesmo. Se desejar usá-lo com seus amigos, avalie se o fará com respeito.

O metamodelo de linguagem será comentado a seguir. A técnica pode ser usada para avaliar qualquer tipo de comportamento.

---

[4] Adaptado de O'Connor; Seymour, 1995. p. 122.

QUADRO 2

Padrões de linguagem	Questionamentos
a) Sujeitos não especificados	
Se as pessoas virem algo que estão com muita vontade de comer, elas não irão resistir.	Que pessoas exatamente? O que exatamente?
b) Verbos não especificados	
Estou tentando emagrecer.	De que maneira exatamente?
c) Comparações	
O produto *x* é o melhor que existe no mercado para emagrecer. Eu me sinto gordo. Eu emagreci rápido demais.	Comparado com o quê? Comparado com quem?
d) Julgamentos	
É evidente (óbvio) que Bruna deve emagrecer.	É obvio para quem? Em que bases esse julgamento está sendo feito?
e) Substantivações	
A restrição alimentar é essencial para o emagrecimento.	Como ela está sendo conduzida?
f) Generalizações	
Operador modal de possibilidade É impossível não comer *x*. Eu não posso ficar sem comer *x*.	O que me impede de...?
Operador modal de necessidade Eu tenho de emagrecer. Eu devo fazer dieta.	O que aconteceria se eu fizesse/não fizesse?
g) Quantificadores universais	
Eu *nunca* vou conseguir emagrecer. Eu *sempre* fui gordo.	Já houve um momento em minha vida em que emagreci? fui magro?
h) Relação de causa e efeito	
Aquele chocolate me tentou. Fui obrigado a comer alguns pedaços.	Como exatamente me sinto ou reajo ao que vejo e ouço?
i) Leitura mental	
Por que você não faz uma dieta para emagrecer?	O que faz você pensar que eu quero emagrecer?

A) Sujeitos não especificados

Quando não forem especificados pessoas, lugares ou coisas, você poderá questionar quem ou o que realiza a ação especificamente.

> Exemplo: "As pessoas desejam emagrecer cada vez mais". Questionamento: "Que pessoas especificamente?"

> Exemplo: "As dietas não funcionam". Questionamento: "Que tipo de dieta especificamente?"

B) Verbos não especificados

Não basta que o sujeito esteja definido, é preciso esclarecer também como a ação acontece.

> Exemplo: "Esta dieta não está me agradando". Questionamento: "Como especificamente esta dieta me desagrada?"

C) Comparações

As comparações resultam, frequentemente, em distorções da realidade, que podem levar a frustrações. Tome cuidado com elas.

> Exemplo: "Estou emagrecendo muito devagar". Questionamento: "Comparado com quem especificamente?"

D) Julgamentos

Os julgamentos resultam, muitas vezes, em generalizações que não estão inseridas num contexto, sem informações sobre o autor ou seus critérios. Preste atenção nas expressões: "é óbvio", "é evidente", "é bom", "é ruim", "é inútil", etc.

> Exemplo: "É obvio que emagrecer após certa idade é inútil". Questionamento: "É óbvio para quem?", "Quem fez esse julgamento?", "Quais são os critérios desse julgamento?"

E) Substantivações

As substantivações também podem levar a generalizações que resultam em informações vagas, que geralmente encobrem o problema em si.

> Exemplo: "A dificuldade para emagrecer me desmotiva". Questionamento: "O que especificamente dificulta o meu emagrecimento?"

F) Generalizações

O operador modal de possibilidade reúne as expressões que se referem ao que você julga que pode ou não pode fazer. São elas: "eu posso" ("eu não posso"), "eu consigo" ("eu não consigo"), "eu sou capaz" ("sou incapaz"), "é possível" ("é impossível"), etc. Ao responder à pergunta: "O que me impede de...?", você estará obtendo uma informação precisa, que poderá ser muito útil para a mudança de um comportamento.

> **Exemplo:** "Eu não consigo emagrecer". Questionamento: "O que me impede de emagrecer?"
>
> **Exemplo:** "É impossível não comer chocolate". Questionamento: "O que me impede de *não* comer chocolate?"

O operador modal de necessidade reúne as expressões que se referem ao que você julga que deve ou não fazer. Por exemplo: "eu devo" ("eu não devo"), "eu tenho de" ("eu não tenho de"), "eu preciso" ("eu não preciso"). Ao responder à pergunta: "O que aconteceria se eu fizesse ou não fizesse...?", além de esclarecer algo vago, você terá grandes chances de dar um valor adequado aos seus objetivos e deixará de criar problemas onde eles realmente não existem. É sobretudo um questionamento muito útil para pessoas extremamente rígidas, que fazem afirmações do tipo: "Eu tenho de emagrecer dez quilos em dois meses". Ao responder à simples pergunta: "O que aconteceria se eu não emagrecesse dez quilos em dois meses?", se não houver um motivo realmente importante, a pessoa ficará mais tranquila se não atingir o objetivo exatamente nesse período.

G) Quantificadores universais

Recomendo uma atenção especial para esse padrão de linguagem, porque ele é extremamente utilizado. Se por algum motivo não conseguimos atingir determinado objetivo, isso não significa que não poderemos alcançá-lo *nunca*. Pensar dessa forma limita muito a possibilidade de sermos bem-sucedidos. As generalizações são úteis se atuam a nosso favor, e não contra nós. Portanto, muito cuidado com os quantificadores universais: todo/nenhum, cada, sempre/nunca/jamais, nada/tudo, ninguém/todo mundo. E observe os questionamentos possíveis para eles.

> **Exemplo:** "Todos os programas de emagrecimento são ruins."
> ·· Encontre um contraexemplo ou uma exceção: "Já houve algum programa de emagrecimento que eu tenha julgado bom? Ou com que eu tenha ficado satisfeito?"

- Encontre o referencial específico: "Que programa de emagrecimento especificamente eu julgo ruim?"
- Exagere: "Eu estou querendo dizer que todos os programas de emagrecimento criados até hoje, sem exceção, são ruins?"
- Faça a pergunta usando um tom de surpresa e exagero: "*Todos* os programas de emagrecimento são ruins?"

É importante ter esse questionamento assimilado de forma que, cada vez que nos virmos numa situação difícil, sejamos capazes de encontrar uma exceção para as nossas afirmações. Suponhamos que o seu sócio tenha roubado dinheiro da sua empresa e você imediatamente passe a acreditar que *todos* os homens são desonestos. Essa crença pode arruinar vários de seus relacionamentos se for mal contextualizada. Por exemplo: você começa a achar que seu pai é desonesto e passa a tratá-lo com desconfiança. Cabe, neste caso, avaliar por que especificamente você está aborrecido com o seu sócio, em vez de tratar *todos* os homens do mundo com desconfiança.

É preciso ficar muito atento às generalizações nas quais existe um quantificador universal embutido ou não explícito. Observe a frase: "Eu adoro pão". Na realidade, essa mesma frase poderia ser reescrita da seguinte forma: "Eu adoro todos os pães". Mesmo que a frase seja verdadeira, você tende a gostar mais de um tipo de pão do que de outro. Por exemplo: você poderá gostar mais do pão francês do que do pão preto e, em consequência, tenderá a comê-lo mais vezes do que o pão preto. Identificar qual é a categoria de que você mais gosta é muito importante se você deseja controlar o seu peso, pois, na maioria das vezes, engordamos com os mesmos tipos de alimento, consumidos em situações específicas. Novamente, aqui não se trata de *nunca* mais comer pão após alcançar o peso desejado, mas, sim, de comê-lo em quantidade suficiente.

Esse exercício, que parece muito simples, tem nos mostrado que mesmo os que "comem de tudo" e acreditam não ter preferências alimentares acabam descobrindo que têm um perfil alimentar específico, e, assim, para manter o peso, precisam controlar somente o consumo de um número limitado de alimentos.

h) Relação de causa e efeito

A relação de causa e efeito resume a pressuposição de que determinado estímulo irá gerar uma resposta específica, o que nem sempre é verdade. Esse tipo de relação nos faz acreditar que os agentes externos são responsáveis por nossas ações e emoções. Expressões: me faz, causa, me deixa, fui obrigado a, etc.

> **Exemplo:** "Fazer dieta me deixa de mau humor". Questionamento: "Como exatamente a dieta me deixa de mau humor?", "Já houve algum momento em que fiz dieta e não fiquei de mau humor?"

1) Leitura mental

A leitura mental pressupõe que podemos intuir ou imaginar o que se passa na cabeça de outra pessoa, e não há nada de errado com isso. Se empregada num contexto adequado, pode inclusive ser um instrumento muito útil para a solução de problemas. Esse padrão é muito comum nas mães, que, com um simples olhar, sabem identificar se os filhos estão doentes, com fome ou com sede, ainda que as crianças não saibam pronunciar uma sílaba sequer.

Se mal empregada, a leitura mental pode ser a grande responsável por uma série de grosserias e desentendimentos. Não somos videntes nem dominamos a telepatia. Podemos estar enganados ao acreditar que sabemos o que se passa com a experiência interna de outra pessoa. Nesse sentido, verbalize a sua leitura mental unicamente se você achar que é adequado ou se for solicitado.

Ao dizer a uma amiga (que não lhe pediu a opinião) que você acha que ela deveria emagrecer, a sua leitura pode não corresponder ao desejo dela. Se ela estiver satisfeita com o próprio peso, provavelmente julgará o seu comentário infeliz.

COMO SE ENVOLVER COM AS SUAS AFIRMAÇÕES

Não basta ler este capítulo uma única vez para que você o assimile e faça as afirmações atuarem a seu favor. O cérebro também aprende por repetição. Sugiro que crie as suas próprias afirmações e se envolva com elas. Isso é possível de diversas formas: escreva-as (no tempo presente) e leia cada frase várias vezes ao dia (anote-as numa ficha para que fiquem facilmente disponíveis). Se preferir, grave-as e ouça-as, ou simplesmente repita-as mentalmente. O tom que você usa para fazer suas afirmações é muito importante: ao falar consigo mesmo, procure usar um tom amigável, suave, de respeito, sem autoritarismo ou críticas, evitando martelar a sua mente. Faz uma enorme diferença repetir para si mesmo: "Da próxima vez será melhor", de maneira amigável ou de maneira crítica. Se puder, leia suas afirmações quando estiver relaxado, antes de dormir ou ao acordar.

Coloque vida no exercício. Construa frases atraentes para se manter motivado. Não faça a repetição pura (como um gravador), acredite nas suas afirmações e procure visualizá-las com detalhes. Não se preocupe se, no início, sentir suas afirmações "vazias". Você já assistiu ao primeiro dia de ensaio de uma peça teatral? Nele, quase todas as falas dos atores estão vazias. Aos poucos, ao longo dos ensaios, conquistam a verdade de cada palavra. No dia da estreia estamos convencidos de que acreditam no que estão falando, ainda que seja ficção. Não se iluda: esse efeito é resultado de empenho. Na vida real, o mecanismo é o mesmo: o uso da linguagem é um treino, use-a a seu favor. Durante o emagrecimento, permita-se "ensaiar com empenho" e mudar o seu comportamento. Você é o protagonista dessa peça e merece uma estreia sensacional.

Autoestima

*****

NINGUÉM PODE FAZÊ-LO SENTIR-SE INFERIOR
SEM O SEU CONSENTIMENTO.
ELEANOR ROOSEVELT

Não posso falar de autoestima sem me lembrar de uma anedota curiosa.

Trata-se de uma mulher que tinha pavor de galinhas porque acreditava ser um grão de milho. Internada em uma clínica psiquiátrica, submeteu-se a sessões diárias de terapia. Levou anos para se convencer de que não era um grão de milho e, assim, não deveria temer as galinhas. No dia em que recebeu alta, agradeceu a todos por seu bem-estar e foi correndo para casa. No caminho, deparou com a tal ave. Sua reação foi de pânico imediato. Voltou à clinica desesperada. Suplicava para o médico:

– Doutor, doutor, por favor, ajude-me, uma galinha, logo ali, uma galinha...

– Mas, senhora, qual é o problema? Nós sabemos que a senhora não é mais um grão de milho.

– Eu sei, doutor, mas ela não sabe.

Dessa anedota, podem ser tiradas algumas lições.

Sabemos que ao ser humano cabe o livre-arbítrio. Se temos a liberdade de escolha, por que optar pelo grão de milho, e não pela galinha? E mais: por que a galinha e não uma pessoa como qualquer outra, que come o milho e assusta a ave? Que tal melhorar a nossa autoimagem e aproveitar a vida?

A história se torna perversa quando percebemos que a autoestima não se condiciona só à imagem que fazemos de nós. Depende ainda do que supomos que os outros pensam a nosso respeito. "Doutor, a galinha não sabe." Vamos nos livrar do milho e das galinhas. Como? Começando pelas coisas que costumam nos enfraquecer.

EVITE COMPARAÇÕES

Como tudo na vida é questão de escolha, opte pelo bom caminho. Quando a comparação é feita com intuito informativo, muito bem. É proveitoso saber, por exemplo, o preço e o prazo de entrega de um mesmo produto em diferentes locais, para ter várias opções de compra. No entanto, grande parte das comparações que fazemos só servem para nos deprimir. De que adianta saber que a vizinha perdeu dez quilos em três semanas? Qual a utilidade de constatar que a sua melhor amiga come mais do que você e não engorda? Você é você. O seu corpo é outro e a maneira como ele reage também. Tenha como referência a *sua* realidade, ela é única.

EVITE O MODISMO

Peso e medidas ideais não existem. Os próprios padrões de beleza mudam com o passar dos anos. O que era considerado lindo há dez anos atrás pode ser ultrapassado nos dias de hoje. O peso e as medidas adequados para você são aqueles que lhe trazem bem-estar. E não adianta se enganar dizendo que está satisfeito com muitos quilos a mais ou a menos. Pense em equilíbrio: a proposta não é sair por aí desmaiando de fraqueza, tampouco carregar o peso de várias pessoas em um mesmo corpo.

EVITE O IMEDIATISMO

Esta regra é válida tanto para o emagrecimento quanto para manter o peso. Com ela, fica mais fácil superar um resultado indesejado. As pessoas não mudam os hábitos alimentares de um dia para o outro. Esse processo leva tempo e requer paciência.

Pensar a longo prazo implica não entrar em pânico com acontecimentos transitórios. Por exemplo, se você engordar um pouco durante um processo de emagrecimento, encare isso como um fato, não uma catástrofe. Se você seguir adiante o seu programa, emagrecerá da mesma forma. Não deixe que esse fato tome conta de você. Combata-o com uma emoção maior: o engajamento, a busca do bem-estar.

Determinação requer persistência. E se alguma vez, apesar de toda a dedicação, você abusar da comida, é fundamental que não busque justificativa, culpa, remorso, vergonha, nem que declare "o dia do juízo final". Para a PNL, não existem erros, apenas resultados. Esse abuso, portanto, não deve ser considerado trágico e, muito menos, terrível, ele simplesmente faz parte do aprendizado. Lembre-se sempre das conquistas obtidas até o momento e do objetivo pelo qual iniciou a transformação.

Distúrbios alimentares podem ser sintomas de baixa autoestima. Quando decidir mudar algo em sua vida – iniciar um programa de exercícios, trocar de emprego, fazer dieta –, você estará buscando a satisfação pessoal. Só isso (buscar estar de bem consigo mesmo, com seu corpo, sua vida, sua carreira) já é motivo de comemoração. Obstáculos superados são a maior fonte de motivação e orgulho próprio. Se ainda assim você considera os obstáculos não superados como erros, observe esta frase atribuída à atriz Mary Pickford:

"Se você cometeu erros... sempre há outra chance à sua espera... Você pode recomeçar quando desejar, pois essa coisa que chamamos de *fracasso* não é cair, mas ficar no chão".

EVITE AS COMPETIÇÕES

Não seja perfeccionista: não queira ser a pessoa mais magra, a mais sábia, a mais forte, a mais elegante, a mais gentil, etc. Muitas pessoas fazem do emagrecimento uma competição, e não se dão conta de que muitas vezes acabam competindo consigo mesmas. No momento da largada, entretanto, conseguem reunir várias características para perder: a busca da perfeição leva à inflexibilidade, e esta, por sua vez, transforma a menor dificuldade em um estrondoso fracasso e torna as pessoas ainda mais críticas.

Quando o peso de uma pessoa aumenta durante o processo de emagrecimento, é comum observar que ela assume uma postura extremamente crítica e, em vez de focar a sua atenção nos quilos que já emagreceu, dirige o pensamento para o futuro, ou seja, para os quilos que ainda gostaria de emagrecer.

Sérgio já havia perdido dez quilos quando notou que estava emagrecendo num ritmo mais lento do que no início do programa. Ocorre que, nos primeiros dias de qualquer programa de emagrecimento, a redução de peso costuma ser maior do que no decorrer do tratamento, porque o corpo tende a eliminar mais líquidos no início. Portanto, é normal que esse ritmo diminua ao longo do processo. Um bloqueio temporário no emagrecimento também pode acontecer em função de uma série de outros fatores: ingestão de medicamentos ou hormônios, consumo de quantidade insuficiente de água, ansiedade, etc.

Como Sérgio havia feito do emagrecimento o foco principal de suas atenções, dedicando-se a ele com grande empenho, ficou muito frustrado quando percebeu que estava emagrecendo menos do que gostaria e só pensava nos sete quilos que ainda queria eliminar. Ele teve, porém, o bom senso de aumentar a frequência de suas atividades físicas, passando a caminhar três vezes por semana, e não mais duas vezes como fazia anteriormente. Desse modo, retomou o ânimo para prosseguir o programa.

É inevitável passar por frustrações num processo de mudança, sobretudo quando *realmente* nos empenhamos. Nesses momentos, saber que um bloqueio temporário do emagrecimento e até um aumento de peso são inerentes ao processo alivia muito pouco a nossa frustração. Nessa situação, a maneira mais eficaz de lidar com a frustração é enfrentá-la e prosseguir. Você tem todo o direito de desabafar, ajudar-se, conversar com um amigo que passou pela mesma experiência ou com o profissional que está acompanhando o seu emagrecimento – uma palavra encorajadora nessas horas sempre é bem-vinda. Principalmente, não use a comida como válvula de escape para essa frustração, não caia na armadilha: "Eu me empenho tanto e não vejo resultados, então vou comer tudo o que tiver vontade, e ainda por cima faltam tantos quilos para emagrecer...". Esse raciocínio só vai deixá-lo mais frustrado; portanto, valorize-se. Você não nadou até aqui e enfrentou marés altas e baixas para morrer na praia!

Alguns acabam impondo-se objetivos nem um pouco razoáveis e tentam alcançá-los a todo custo, com dietas rigorosíssimas e até jejum para "provar" sua "autodeterminação". Pare e pense: provar o que e para quem? Superar dificuldades é certamente gratificante, mas ser perfeccionista é perigoso. O risco é que qualquer *menos* se torna calamitoso. Leva-nos ao sentimento de fracasso e de incompetência. Deprimidos, sequer lembramos da palavra *autoestima*. Para que pensar em "o mais" ou "o menos"? São considerações limitantes. E se levássemos em conta apenas a essência de nossos objetivos? Esta sim é ilimitada e não aceita comparações. Vamos falar em sabedoria, aprendizado, habilidade e competência.

Em vez de sermos "os mais" ou "os menos", que tal se fôssemos o meio-termo? Nesse sentido, cabe uma analogia com duas noções elementares de matemática: o zero e o infinito. Entre um e outro existe espaço para o suficiente.

Em nossa educação, aprendemos o conceito de *necessário*, mas subjugamos o de *suficiente*. Por exemplo: sei que não sou Einstein nem conheço matemática igual a ele. Todavia, não entro em depressão por causa disso. Sou suficientemente bom em matemática para me sentir bem com os meus conhecimentos.

A noção de suficiente leva a um novo tipo de comportamento: não há necessidade de comer demais, é necessário comer o suficiente; chega de me criticar, já me critiquei o suficiente; chega de compulsões, já experimentei essa atitude o suficiente. A partir daí, passamos a colocar um ponto final nas repetições. Encerramos uma etapa e outra se inicia. Temos possibilidade e capacidade para melhorá-la.

Tenha em mente este provérbio chinês: "Se desejas ajudar um faminto, não lhe dês peixe para comer, porque no dia seguinte voltará a ter fome. Dá-lhe uma vara, um anzol e ensina-o a pescar". Eu acrescentaria a esse provérbio um conceito ecológico: "Ensina-o a comer o suficiente, pois não engorda e não provoca indigestão". Assuma o conceito de *suficiente* como uma realidade. Quando você aplicá-lo em sua alimentação, verá que os alimentos deixarão de ser classificados como os "mocinhos" ou os "bandidos" do emagrecimento. A palavra *suficiente* subentende flexibilidade, permissão e, sobretudo, harmonia: você pode de tudo na "medida certa", sem que isso altere seu peso ou desequilibre seu organismo.

SEU AMOR-PRÓPRIO

Em árabe, a palavra *maktub* significa "está escrito". Claro que o seu destino está escrito, mas quem o escreve é você. Portanto, cuidado com as frases que constrói, com as escolhas que faz, com a preguiça de dar o melhor de si.

"Está escrito" significa que você não podia agir de outra forma. Em dado momento você fez o melhor dentro de suas possibilidades. A PNL pressupõe que qualquer comportamento, por mais terrível ou estranho que possa parecer, tem uma intenção positiva e é a melhor escolha para a pessoa no momento. Se lhe fosse dada uma escolha mais apropriada dentro de determinado contexto, ela automaticamente a faria. Encarando suas atitudes dessa maneira, o passado deixa de vir carregado de culpa. Todas as situações vivenciadas são importantes e servem como exemplo. No entanto, não devem tiranizar nem diminuir seu presente. Libertar-se do que passou significa abrir as portas para o porvir.

Não se preocupe demais com o destino. O futuro é incerto e desconhecido. Ele depende das escolhas que fazemos hoje. Essa é a única garantia que temos. De que adianta sofrer por antecipação? Vamos resolver os problemas quando eles existirem de fato, não em nossas fantasias. Preocupações desnecessárias não levam a nada.

Cabe a nós buscar a nossa alegria. Para isso, não poupemos esforços. Vamos aprender a redigir a nossa história. Este é o momento de deixar os rascunhos de lado e escrever uma obra-prima, um *best-seller*.

SEJA SEU MELHOR AMIGO: NÃO SE DEPRECIE

Você é responsável por seu autoconceito. Assim, se você tem a intenção de tornar-se o seu melhor amigo, é melhor começar a fazer as pazes consigo mesmo, não se depreciando. Lembre-se de que toda afirmação que você faz a respeito de si mesmo programa sua mente para um objetivo. Trate-se amigavelmente, com o maior respeito possível e com carinho. Muito carinho. Emagrecer e manter o peso, assim como qualquer outra mudança comportamental, implicam alterar vários padrões na sua vida e requerem empenho e coragem. Ao se tratar com desprezo e depreciação, você está reduzindo a pó todas as suas boas intenções.

Não se assuste ao perceber que certas coisas que diz a si próprio você não falaria para o pior inimigo; comece a reprogramar imediatamente o seu diálogo interno. Em vez de dizer as coisas que você não quer mais na sua vida, afirme (em termos positivos) o que você quer. Crie suas próprias afirmações. Alguns exemplos:

Em vez de:	Afirme:
Eu não sou de se jogar fora.	Eu sou atraente.
Eu não sou tolo.	Eu sou inteligente.
Eu sou um fracasso. Eu nunca vou mudar	Eu sou perfeitamente capaz de reprogramar um comportamento e mudar.
Não é difícil para mim.	É fácil para mim.
Eu não sou indeciso.	Eu sou decidido.
Eu obtive um resultado nada mau.	Eu obtive um ótimo resultado.
Eu não sou incapaz.	Eu sou capaz.
Eu não sou passivo.	Eu me posiciono diante de uma situação.

As declarações afirmativas não são válidas somente para os seus sentimentos, elas também se aplicam à forma com que você se refere ao seu corpo, que pode ser muito depreciativa. Como observa Nathaniel Branden,[1] um *expert* em autoestima, o fato de você se aceitar não significa que você deva estar satisfeito com a sua aparência. Basta aceitar a forma com a qual você se encontra *neste exato momento*. Para isso, é necessário aprender a se olhar no espelho e dizer: "Tudo bem, esta é

---

[1] Branden, Nathaniel. **How to raise your self esteem**. New York: Bantam Books, 1987.

a minha aparência atual".² Não adianta nada declarar guerra contra o seu corpo, você só vai criar uma tensão desnecessária, desfavorável para encontrar soluções. Se você deseja mudá-lo, aceite-o, trate-o com carinho e não o deprecie com frases do tipo: "Estou um monstro de gordo", "Eu odeio a minha barriga", "Eu não suporto a largura dos meus quadris"... Basta. Eu tenho certeza de que o seu corpo irá adorar ser tratado com respeito. Quem não gosta?

Enquanto você continuar rejeitando o seu estado atual, seja no plano físico, seja no plano emocional, você não estará receptivo a mudanças. Entenda que aceitar-se significa colocar um ponto final na guerra que você declara contra si mesmo, e esse é o ponto de partida para mudar.

UM POUCO MAIS DE FLEXIBILIDADE

O raciocínio do "tudo ou nada" é muito frequente em quem passa por um programa de emagrecimento, pois o perfeccionismo, muitas vezes, é levado às últimas consequências quando se trata de alimentação. Comer algo que é considerado proibido, como uma única uva, por exemplo, torna-se um verdadeiro drama, podendo desencadear o seguinte raciocínio: "Agora que eu estraguei a minha dieta, eu vou me permitir de tudo". E uma simples uva desencadeia um dia inteiro de excessos: não há critério de escolha nem em qualidade, nem em quantidade. Esses excessos, habitualmente, estão em desacordo com a sua vontade e podem abalar seriamente a sua autoestima, porque, normalmente, são seguidos de muita culpa.

Lembre-se de que existe uma cor chamada cinza, que existe entre o branco e o preto, de que ninguém é totalmente anjo ou demônio, e seja mais flexível com você: não transforme uma inocente uva numa tragédia grega, altere a crença de que você é obrigado a "comer perfeitamente 24 horas por dia". Essa crença contribui para que você se sinta um criminoso inafiançável ao cometer uma "transgressão".

Como afirma Suzanne Giesemann:

> COMER COMIDAS PRONTAS DE BAIXO VALOR NUTRITIVO (JUNK FOOD) OCASIONALMENTE E PERMITIR A SI MESMO SATISFAZER-SE COM SOBREMESAS É UM COMPORTAMENTO PERFEITAMENTE ACEITÁVEL E NORMAL. INDEPENDENTEMENTE DA SUA ALIMENTAÇÃO SER SAUDÁVEL 100 POR CENTO, 80 POR CENTO, 60 POR CENTO, 50 POR

---

² Nathaniel Branden apud Giesemann, Suzanne. **Conquer your cravings**: four steps to stopping the struggle and winning your inner battle with food. Chicago: Contemporary Books, 1998. p. 35.

CENTO, OU 20 POR CENTO DO TEMPO, VOCÊ CONTINUARÁ SENDO UM SER HUMANO ADORÁVEL E DIGNO. TRATE-SE COM CARINHO E PERMITA-SE NÃO SER PERFEITO.[3]

COISAS QUE VOCÊ DEVE SABER

Aproveite o seu presente, faça as coisas acontecerem, dê o primeiro passo. Se o medo surgir, enfrente-o e prossiga. Faça o que der, da forma como for possível. Solte suas amarras e liberte-se. Realize coisas que você sempre quis. Comece pelas mais simples. Se você sempre desejou ver o nascer do sol, passe a noite de hoje em claro. Você vai perceber que o medo também é medroso, uma vez confrontado, ele se dilui. Peça ajuda ao que de mais verdadeiro existe em você: os seus sonhos.

Ame, confie, acredite. O amor é tolerante e generoso. Ele nos dá coragem para começar e incentivo para prosseguir. Torna-nos humildes: se não sabemos tudo, podemos aprender o suficiente; se não somos os melhores, podemos melhorar; nossas verdades não são definitivas, podemos mudar de opinião.

Agora é o tempo de encontrarmos o equilíbrio, a independência. Tempo de cuidarmos de nós. De buscarmos a vida que queremos, justa e livre. É o momento de rompermos as amarras, todos os medos e desculpas que arranjamos para ficar onde estamos. É hora de nos acreditarmos capazes, porque, de fato, somos. Para a PNL, dispomos de todos os recursos de que necessitamos para mudar – a escolha depende de nós.

---

[3] Giesemann, *op. cit.*, p. 157.

Etiqueta e emagrecimento

*****

AS COISAS QUE AS PESSOAS MAIS QUEREM SABER
NUNCA SÃO DA CONTA DELAS.
George Bernard Shaw

Se você decidiu iniciar um programa de emagrecimento, é preciso também reavaliar alguns aspectos do seu comportamento. Ao mesmo tempo que você está mudando o seu corpo, a sua mente deve seguir o mesmo caminho. Em diversas situações, você nem se dá conta de que o seu discurso está dirigido de forma obsessiva ao emagrecimento e, muitas vezes, repleto de justificativas e culpa. Se você deseja mudar, é preciso livrar-se das justificativas.

Imagine que você está num spa ou num local onde não terá acesso a alimentos temporariamente desaconselhados em virtude de seu programa de emagrecimento. Repare que nessa situação é muito comum falar sobre comida e até trocar receitas. Tal atitude é compreensível, pois o conceito de *proibição* aumenta automaticamente os nossos desejos. O problema é que, quando falamos sobre alimentos, quase nunca estamos falando sobre novas maneiras de se preparar um prato ou sobre alternativas de substituição de alimentos, por exemplo. Na grande maioria das vezes, falamos dos nossos pratos prediletos, e o fazemos *de maneira obsessiva, glorificando os alimentos*.

As descrições de pratos chegam a assumir um requinte de detalhes que beira a crueldade. Não fique surpreso se, após essas conversas, você sentir vontade de comer até algo de que não gosta. As pessoas falam de comida como se fosse possível separar a compreensão "mental" da compreensão "física" do assunto. O simples fato de falar sobre o seu prato predileto evocará em você todas as sensações, emoções e circunstâncias relativas a ele. O homem é sobretudo *um ser sensorial*. Não subestime a sua percepção sensorial: a visualização, a audição, o olfato, o tato e o paladar. Às vezes, só o som de determinado alimento, como, por exemplo, você ouvir uma pessoa desembrulhar uma bala no cinema, poderá desencadear a vontade de comê-lo. Os outros sentidos dispensam maiores explicações.

Considere esta célebre frase atribuída a Napoleão Bonaparte: "Eu não posso viver sem champanhe. Em caso de vitória, eu o mereço. Em caso de derrota, eu tenho necessidade".

Esse é um exemplo clássico de glorificação de alimentos. Essa frase nos faz acreditar que, para o imperador, era impossível viver sem champanhe – em qualquer situação ele está presente: em caso de vitórias ou derrotas. Acredito, todavia, que ele aplicasse conceitos de controle alimentar e soubesse respeitar seus limites, pois é difícil crer que Napoleão Bonaparte teria se tornado um imperador e conquistado tantas vitórias se estivesse o tempo todo embriagado.

Não há nada de errado em glorificar a comida, desde que você tenha adquirido controle alimentar e saiba que pode conviver perfeitamente bem sem determinados alimentos temporariamente. Você precisa aprender a viver num mundo real, que a todo tempo nos bombardeia com informações sobre emagrecimento, dietas e, sobretudo, glorifica a comida.

Comece a reparar como é raro um encontro social em que não se fale sobre dieta, emagrecimento ou comida. Mesmo que não se toque diretamente no assunto, sempre se ouvem comentários do tipo: "Você engordou" ou "Você emagreceu". Isso já se tornou um hábito. Como se todos os estímulos com que temos de conviver não fossem suficientes, você ainda por cima vai estimular essa obsessão? Um observador externo julgaria tal atitude masoquista.

Glorificar os alimentos só vai aumentar a crença de que é impossível viver sem alguns deles, ainda que temporariamente. Se você quer conviver com os estímulos externos sem que eles exerçam influência sobre o seu modo de agir, é necessário destruir essa crença. Lembre-se de que alimentos são só alimentos. Eles não têm poder sobre você. Você tem poder sobre eles.

Portanto, não se refira aos seus alimentos prediletos como se eles tivessem um poder sobrenatural e fosse impossível viver sem comê-los temporariamente. É preciso que você mude o seu foco de atenção. Não dê espaço para conversas dirigidas exclusivamente para os seus alimentos prediletos, dietas ou emagrecimento. Aja com naturalidade. Não se trata de tornar o tema *emagrecimento* um assunto proibido. Mas temos de reconhecer que o emagrecimento se tornou uma obsessão social. E nenhum tipo de obsessão é saudável.

Neste capítulo iremos apresentar algumas cenas comuns ao processo de redução de peso. Faremos sugestões para melhorar o convívio social entre pessoas que fazem e as que não fazem dieta, de maneira a desviar o foco de atenção do tema. Isso exigirá mudanças de ambas as partes. Para começar, encare qualquer programa de emagrecimento como um assunto de cunho pessoal, que exige discrição. Esse enfoque irá poupá-lo de situações constrangedoras, deselegantes e até grosseiras. Não estou propondo que você mude o comportamento das pessoas, mas você pode mudar o seu. Lembre-se: você também é responsável por não alimentar a obsessão social sobre o emagrecimento.

NO CONVÍVIO SOCIAL

SORRIA E NÃO FIQUE DE MAU HUMOR. A primeira reação das pessoas que estão em dieta é ficar de mau humor, porque terão de restringir temporariamente o consumo de alguns alimentos. O que elas esquecem é que ninguém as obrigou a diminuir de peso. Decidiram sozinhas, por livre e espontânea vontade.

Se só o fato de pensar em cortar calorias já o deixa de mau humor, é melhor nem começar. Não se cobre, talvez agora não seja o seu melhor momento. Encare a situação de forma madura: ninguém gosta de restrições, principalmente quando se trata dos alimentos que nos dão prazer. Por mais variadas que sejam, as dietas sempre desaconselham o consumo de certos alimentos e, provavelmente, algum dos que você mais gosta estará incluído na lista.

Uma boa forma de enfrentar o mau humor é saber que todo programa de emagrecimento é temporário. A restrição de certos produtos por um *prazo determinado* não significa deixar de comê-los para sempre. O objetivo deste livro é mostrar que é possível adquirir *controle* alimentar. Portanto, assuma desde já que você é capaz de sobreviver sem consumir certos alimentos por um tempo.

Você está acostumado a tomar café com creme chantili todos os dias. Durante a dieta, aconselha-se a abrir mão do creme. Ficar irritado só vai aumentar a vontade, afinal, tudo o que é proibido é mais gostoso, não é mesmo? É normal que nos primeiros dias a falta do chantili seja grande. Basta perguntar a um ex-fumante como foi o processo de abandono do cigarro. Ele dirá que o desejo de fumar aumentou muito nos primeiros dias e foi diminuindo progressivamente, até deixar de ser um sofrimento. Todos os nossos hábitos podem ser treinados e modificados. Não dramatize: provavelmente, você achará horrível o café sem chantili, mas resista, você é capaz e não vai morrer se não tomá-lo.

Fique tranquilo. Não se sinta um extraterrestre, achando que sofre de um grave problema de compulsão, falta de autocontrole ou desleixo, isso é bobagem. Essa "vontade irresistível" acontece com todos os seres humanos sem exceção, principalmente quando se trata de um hábito antigo. Lembre-se de que um hábito não some com um passe de mágica. A única forma de eliminá-lo é não repeti-lo sistematicamente por algum tempo. O corpo só precisa se descondicionar e aprender uma nova forma de agir.

Quando sentir uma vontade muito grande de algo temporariamente desaconselhado, pense que, quando terminar a dieta, poderá voltar a comê-lo. Nenhum alimento vai fugir. É pouco provável que a sua marca preferida de chocolate não exista mais quando você terminar a dieta. Tenha um cuidado especial com os alimentos muito ricos em açúcar: "comer só um pedacinho" do seu doce preferido... poderá desencadear mais vontade. É mais fácil não comer nada do que "experimentar" só um pouquinho. Logo, não estrague o seu programa alimentar. Teremos a vida inteira para comer o que quisermos, não precisamos fazê-lo bem no meio da dieta. De qualquer forma, se você decidir comer algo que está temporariamente desaconselhado, já sabe: assuma essa responsabilidade e não se culpe.

Você já deve ter conhecido pessoas que fazem regime há anos, não é mesmo? Na realidade, temos observado que essas pessoas nunca se preocuparam em mudar os hábitos de vida (não só alimentares). Em vez de questionarem o que não deu certo no programa de emagrecimento, elas culpam automaticamente a técnica e a dieta.

Estudos demonstram que as pessoas que passam por vários tipos sucessivos de dieta e recuperam o peso têm maior dificuldade de emagrecer a cada nova tentativa: é o clássico efeito "ioiô". Mesmo que você faça parte dessa categoria de indivíduos e sinta dificuldade para reduzir peso, não culpe o método. A grande maioria das pessoas tem esse costume. *Sempre* é tempo de mudar.

Dê a você mesmo esta oportunidade: faça uma dieta com a preocupação de adotar um novo comportamento. Pense e empenhe-se para que esta seja a última vez e não esqueça: no que diz respeito à variedade, *controlar* não significa *eliminar*. Após atingir o peso ideal, ainda que você exagere em determinada refeição, o objetivo não é fazer uma dieta rigorosa logo em seguida, mas ser mais comedido nas refeições seguintes. Pense em uma pessoa que faz dieta há anos (e isso já se tornou um hábito). Se a cada nova tentativa ela ficar de mau humor, vai se tornar, no mínimo, insuportável. Portanto, sorria. Sorrir também é um hábito, basta praticar. No começo, parece difícil e desagradável, mas com o tempo acontece com naturalidade. O que você está esperando para começar a praticar?

Não se torne um maníaco por calorias. Saber quantas calorias tem determinado alimento pode ser útil, principalmente se tivermos um parâmetro de comparações. Por exemplo, se você gosta igualmente de vinho branco seco e de uísque e tem a opção de escolher entre os dois, é útil saber que uma taça do primeiro tem menos calorias do que uma dose do segundo.

Se for convidado, não pergunte em hipótese alguma: "Quantas calorias tem este prato?" Você não é obrigado a comer nada que não queira, portanto, simplesmente não coma. Dispense comentários do tipo: "Eu adoraria comer tal prato, mas tem tantas calorias e engorda tanto...". Não é porque *você* está de dieta que todos devem acompanhá-lo. Não estrague o prazer dos outros com frases do gênero: "Eu engordo só de olhar", "Você sabe quantas calorias tem esta sobremesa?", "Você vai ter coragem de comer isso?". Não acredite que, só porque um alimento é muito calórico, faz mal à saúde. Isso não é verdade.

Não justifique os seus atos; assuma a responsabilidade. Toda justificativa implica culpa. Se lhe oferecerem um café com açúcar, por exemplo, basta falar que você prefere com, sem ou com adoçante. Dispense complementos do tipo: "Sem açúcar, porque engorda". Observe como essa simples frase está carregada de culpa: qual é o problema de tomar café com açúcar? Essa justificativa nos faz acreditar que você cometeu um crime hediondo. Se você quiser tomá-lo com açúcar, vá em frente, mas novamente sem justificativas do tipo: "Hoje eu vou tomar café com açúcar porque amanhã eu iniciarei a minha dieta". Ninguém lhe perguntou nada a respeito, portanto, por que ir logo se justificando? Sem perceber, você está criando justificativas para si mesmo. Essas justificativas têm uma conotação de *transgressão, guerra*. Você pretende fazer as pazes ou brigar com o seu corpo? Um: "Não, obrigado", ou um: "Sim, obrigado" são suficientes. Você irá perceber que uma vida sem justificativas se torna muito mais leve e um ambiente sem lamentações fica muito mais agradável, não concorda?

Ao encontrar um profissional de saúde (médico, nutricionista, preparador físico...) em um ambiente social:

- **Não pergunte quantas calorias tem determinado alimento.** E não faça cara de desapontamento se o profissional não souber responder. As tabelas de calorias foram criadas justamente para isso: para serem consultadas quando necessário.

- **Não se consulte em público.** Alguns assuntos devem ser tratados unicamente entre você e o profissional que lhe presta assistência. Como o emagrecimento envolve muitas questões pessoais, esse profissional deverá ser considerado um amigo, e você deverá procurar sua ajuda em dia e local apropriados. Não torne o que poderia ser uma agradável conversa numa sessão de terapia em grupo. Seja discreto da mesma forma que ele é (ou deveria ser) com você. Ou você gostaria que ele divulgasse para todos os seus pesos e medidas? No máximo, peça um cartão ou telefone e marque uma consulta particular.

- **Evite as perguntas que se tornaram clássicas:** "Isso pode (comer)?", "Tal alimento engorda?", "E se eu comer só um pedacinho?".

- **Não fique comentando que você engordou.** Suponhamos que após ter emagrecido alguns quilos você os recupere. Um dia, casualmente, você encontra o seu endocrinologista numa festa. Não finja que não o viu, não fuja e não fique embaraçado. Sobretudo, não comece a fazer observações do tipo: "O senhor reparou como eu engordei?". O papel desse profissional não é condenar ninguém, mas ajudar e motivar. Ele sabe que seu corpo e peso dizem respeito somente a você. Portanto não cometa essa indelicadeza com *ele*. Ele ficará grato.

Respeite o grupo. Não existe nada mais desagradável do que excluir pessoas de determinada conversa. Logo, fique atento. Falar sobre dietas se tornou um hábito. Embora você esteja animadíssimo com o método que está seguindo e queira comentar seus benefícios, resista. Primeiro, observe o grupo. Se você conhecer muito bem os integrantes e tiver certeza de que todos estão interessados no assunto, prossiga. Do contrário, é melhor conversar sobre outras coisas. Assim você não aborrece as pessoas.

Procure se imaginar, por exemplo, num grupo que só sabe falar de futebol. (Parta do princípio de que você detesta esse esporte.) Como você se sentiria? No mínimo, deslocado. Portanto, atualize-se. Além de não criar uma ideia fixa sobre um tema único, amplie os seus horizontes. Essa orientação parece simples, mas não é fácil acabar com esse tipo de círculo vicioso.

Falar o tempo todo sobre dieta pode também desencadear o temido "efeito dominó": quanto mais se fala em dieta, mais se pensa em comida, mais se pensa em restrição, e isso tudo alimenta um desânimo desnecessário. Em geral, as pessoas que desejam emagrecer conhecem uma infinidade de técnicas, mas poucas vezes chegaram ao fim de qualquer uma delas. Já falamos que o melhor método é aquele que mais se adapta a você. Não existem ideais padronizados. Portanto, não perca tempo discutindo sobre qual é a melhor técnica ou dieta de emagrecimento. Obrigue-se a encontrar imediatamente outros assuntos interessantes. É um prazer conversar com pessoas que falam sobre os mais variados temas com entusiasmo.

MAGRA E EXIBICIONISTA. De fato, você pode julgar que existem indivíduos que comem bastante, se comparados com você, sem aumentar de peso. Há também pessoas que lutam contra a magreza excessiva. No entanto, representam uma parcela mínima da população. O que mais encontramos, nesse caso, é gente que diz comer de tudo sem engordar. É preciso saber que, à medida que envelhecemos, "a eficiência metabólica do corpo diminui numa proporção de aproximadamente 2% por década".[1] Além disso, mesmo que você mantenha o mesmo peso ao longo dos anos, suas medidas corporais tendem a mudar. Isso é válido tanto para homens quanto para mulheres.

Portanto, você não pode se lamentar dizendo que, aos 15 anos de idade, você comia de tudo e não engordava, e agora, aos 55, precisa controlar a alimentação para não engordar. É natural aumentar de peso com o passar dos anos. Envelhecer não é justificativa para perder o controle do peso. Isso é um absurdo. Seja razoável: estabeleça objetivos possíveis. Se você deseja emagrecer, não faça comparações com pesos e medidas de dez ou vinte anos atrás.

Quantas vezes já ouvimos aquela mulher de corpo escultural afirmar que não faz nada para se manter assim? Seu metabolismo é privilegiado. A forma física deve-se a um acaso da natureza: não faz ginástica nem massagens; não usa cremes; come de tudo à vontade e nunca tem problemas com a balança. Sejamos francos: em pleno século XXI, é difícil acreditar nisso. A magreza excessiva pode ser o indício de algum tipo de distúrbio. Todo ser humano deve zelar por seu bem-estar. Modelos e manequins profissionais cuidam da alimentação e da atividade física, sim! Sobretudo porque sua profissão exige que cuidem de seus corpos.

Pessoas que têm consciência alimentar e corporal não precisam fazer esforços sobre-humanos para manter o peso nem precisam fazer dieta a vida inteira, mas tudo tem limite. Quando alcançar o peso que julga ideal, cuidado para não assumir uma atitude exibicionista. Principalmente, não demonstre que o seu problema *gravíssimo* diz respeito a emagrecer um quilo. Quem falou que magreza é garantia

---

[1] Gullo, Stephen P. **Thin tastes better**. New York: Dell Publishing, 1996. p. 71.

de felicidade e saúde? Quem falou que uma pessoa magra não precisa se cuidar? Quem falou cometeu um ledo engano.

SE VOCÊ É O ANFITRIÃO. Quando você prepara uma refeição para os amigos, é natural fazer um cardápio variado que possa agradar a todos. De que adianta preparar uma pescada se alguns não comem peixes? Assim, se você é tão atencioso em receber, procure incluir no menu uma opção "leve". Não deixe os convidados em dieta sem escolha. Não é difícil. Prepare uma salada para acompanhar os pratos e, na sobremesa, tenha, por exemplo, como opção, frutas ou gelatina. É mito achar que tudo o que é bom engorda. É possível servir receitas leves e saborosas.

Não há necessidade de você servir os convidados, deixe-os à vontade. Você não correrá o risco de preparar um prato com alimentos ou quantidades que eles não queiram comer. E, sobretudo, não insista diante de uma recusa. Um "Não, obrigado" não significa que eles estão fazendo cerimônia, muito menos que não estão aproveitando a festa.

EM REUNIÕES. Em hipótese alguma comente sobre o corpo de seu melhor amigo em público, mesmo que você o considere "um irmão" e tenham intimidade. O assunto só diz respeito aos dois. Se depois de muito tempo você reencontrar um grande amigo, é natural que você observe mudanças, mas é preferível morder a língua a falar em público:

- "VOCÊ ESTÁ MAGRO DEMAIS E COM ASPECTO ABATIDO, O QUE ACONTECEU?"
- "NOSSA, COMO VOCÊ ENGORDOU!"
- "PUXA, VOCÊ ENVELHECEU!"
- "O QUE ACONTECEU COM O SEU CABELO?"
- "O QUE ACONTECEU COM O SEU CORPO, QUANTAS TONELADAS VOCÊ EMAGRECEU?"
- "PARA VOCÊ ESTAR MAGRA DESSE JEITO, EU NÃO TENHO OUTRA EXPLICAÇÃO... VOCÊ ARRUMOU UM AMANTE?"
- "EU ACHO QUE VOCÊ DEVERIA FAZER UMA DIETA..."

Não estou sugerindo falta de honestidade para com as pessoas que mais preza, mas convenhamos: precisa ser indiscreto? De fato, às vezes só nos damos conta de nossos comportamentos quando eles nos são apresentados de forma clara e sem rodeios. Certas pessoas, por exemplo, só percebem que comem rápido demais ao cronometrar o tempo gasto em uma refeição. Mas existem maneiras e maneiras de se falar com um ser humano: tudo depende do grau de intimidade, do local e da situação. Respeito e dignidade são sempre bem aceitos. Quando um amigo sincero lhe dá um conselho (mesmo que você não tenha pedido), você sabe que é com a melhor das intenções. Portanto, não crie caso se ele disser que você engole os alimentos sem mastigá-los. Se você responder que está feliz comendo assim, ele não voltará a fazer essa observação. Não confunda honestidade com grosseria.

AUMENTO DE PESO E GRAVIDEZ. Quando uma mulher engorda, ela não precisa necessariamente estar grávida. Para evitar constrangimentos, via de regra, não pergunte:
- "VOCÊ ESTÁ GRÁVIDA?"
- "PARA QUANDO É O NENÊ?"
- "VOCÊ ENGRAVIDOU E NÃO ME CONTOU NADA?"

Não estrague a surpresa: mesmo que a sua melhor amiga esteja grávida de nove meses, deixe que ela lhe dê a notícia. Se ela ainda não lhe contou nada, provavelmente tem um bom motivo. Essa regra não se aplica aos maridos, noivos ou namorados que perceberam mudanças no corpo de suas companheiras e acham que serão futuros pais em breve. Eles merecem saber.

INDIFERENÇA E DISCUSSÕES. Não se surpreenda se o(a) companheiro(a) ficar indiferente ou não apoiá-lo(a) durante o seu emagrecimento. Essa reação é compreensível, afinal de contas, emagrecer pode ser uma prioridade para você, mas não para ele(a). Assim, não adianta ficar de mau humor se ele(a) não reconhece o seu empenho. Você é capaz de controlar as suas reações, e não a dos outros. Portanto, a motivação para a mudança tem de partir de você, não adianta esperá-la dos outros.

Além disso, se vocês tiveram um ótimo relacionamento até agora, a sua mudança física pode ser interpretada como uma possível mudança de relacionamento. Esqueça isso, o melhor a fazer é conversar abertamente com ele(a) e prosseguir com os seus projetos.

Marcos namorava Aline há três anos quando ela decidiu emagrecer dez quilos. No início, ele a apoiou de várias maneiras, até porque, como ele mesmo disse, imaginava que ela iria abandonar o tratamento no meio, como já havia feito inúmeras vezes. Logo que Aline emagreceu cinco quilos, Marcos começou a fazer pressão para que ela abandonasse o regime: passou a controlar tudo o que ela comia, oferecia-lhe somente presentes comestíveis muito calóricos e estava permanentemente irritado.

Tal comportamento provocou discussões e Aline chegou a engordar três quilos. Quando ela percebeu que Marcos temia perdê-la devido à sua mudança física, conversaram abertamente a respeito, ela retomou o programa de emagrecimento e atingiu os dez quilos desejados.

Não interprete a indiferença ou a falta de apoio de seu(ua) companheiro(a) como um "complô" ou uma "conspiração" contra o seu empenho, muitas vezes essas reações são resultado de insegurança. Vale lembrar que muitas mulheres agem exatamente da mesma forma com os companheiros: elas apoiam o emagrecimento de seus maridos se há algum envolvimento de saúde ou se há alguma recomendação médica, e agem de maneira contrária quando se trata de vaidade.

Elogios. A espontaneidade de um elogio faz bem a qualquer pessoa. Assim, quando fizer um elogio, deixe de lado as depreciações. A emenda tende a ficar (muito) pior que o soneto.

- Em vez de: "Você é tão bonita de rosto." (Você está pressupondo que o corpo não o é.)
- Prefira: "Você está tão bonita."

Evite as conjunções coordenativas adversativas: mas, porém, contudo, entretanto, no entanto, todavia, etc.

- Em vez de: "Você é tão bonita, mas (entretanto, porém...) está tão gorda."
- Prefira: "Você é tão bonita."

Evite também as expressões e conjunções subordinativas concessivas: embora, ainda que, mesmo que, se bem que, apesar de, etc.

- Em vez de: "Apesar de gordo, ele é muito simpático."
- Prefira: "Ele é muito simpático."

Essas construções são frequentes e mal-empregadas. Desde quando beleza e simpatia são características exclusivas de pessoas magras?

Entenda que você não vai mudar o comportamento das pessoas. Encare essas "indiscrições" como fatos. Observe que neste capítulo foram abordados somente aspectos verbais de comunicação. Não é necessário verbalizar algo para exprimir um sentimento. Um olhar, por exemplo, é suficiente para demonstrar uma infinidade de sentimentos, tais como: reprovação, ironia, inveja, carinho, alegria, apoio, etc. Nós recebemos estímulos verbais e não verbais quando nos comunicamos com alguém, isso é um fato. Embora você não possa mudar esses estímulos externos, você *pode* mudar a forma de reagir a eles.

Após uma mudança física, tenha ela ocorrido em função de uma cirurgia plástica, de um emagrecimento ou de qualquer outra causa, você precisará de um tempo para se adaptar à sua nova imagem corporal, até passar a sensação de estranhamento com o seu próprio corpo. É nesta fase em especial que você pode ficar mais vulnerável à opinião alheia.

Lembre-se de que toda mudança gera aumento de tensão. A opinião alheia pode ser um agente estressor e, como tal, tornar-se um problema para você manter o peso. Ou não: ela também pode ser um ótimo estímulo para você manter o peso. Tudo depende da forma pela qual você irá direcionar essa tensão. Em se tratando de emagrecimento, você deve aprender a lidar com tais estímulos sem usar a comida como válvula de escape para o alívio de suas tensões. Fique atento para não cair nessa armadilha. Não faz sentido deixar que a opinião dos outros seja uma fonte de estresse para a manutenção de seu peso. Visualize todas as coisas que o fazem orgulhar-se de si mesmo. Valorize-se! Parabéns por ter dado o primeiro passo para mudar!

Ser magro é in?

*****

A MODA, AFINAL DE CONTAS,
NÃO PASSA DE UMA EPIDEMIA INDUZIDA.
George Bernard Shaw

Ser magro, para a mídia, é a palavra do dia. Significa que você está por dentro das tendências mundiais, que você é uma pessoa *in*. O papel dos meios de comunicação é o de criar um mundo de sonhos e fantasia que todos possam desejar, invejar e consumir. E esse papel é cumprido perfeitamente bem. O problema desse enfoque é acreditar que, se as mulheres forem jovens, esguias, sem celulite, atléticas, bronzeadas, com pele e cabelos sedosos, e ainda por cima vestirem manequim 38, serão felizes, bem-sucedidas e terão o seu lugar no paraíso garantido. Além disso, na cultura ocidental normalmente se associa o corpo da mulher com sua autoestima. O risco não está na mídia nem na publicidade em si. Nas fotos publicitárias, por exemplo, se um fotógrafo não for capaz de realçar "a beleza" de uma modelo ou de um produto, não será considerado um bom profissional. O que torna a situação preocupante é que muitas pessoas aceitam tais conceitos como verdades absolutas e sua busca passa a ser uma obsessão. Não é porque lhe apresentam determinada leitura do mundo que você é obrigado a segui-la. Sejamos honestos: os únicos responsáveis pela forma como pensamos ou agimos somos nós mesmos.

O mundo de fantasia proposto pelos meios de comunicação não deixa de ser sedutor: seria ótimo se felicidade e saúde dependessem de esbeltez. Infelizmente, isso não é verdade. Muitas vezes acreditamos nisso por comodismo: como seria bom se a mudança de peso solucionasse todas as nossas angústias. Se você está insatisfeita com o seu corpo e com o relacionamento com o seu namorado, não se iluda: emagrecer não resolve o problema afetivo de ninguém. Neste caso, seria mais sensato adotar uma dieta e trocar de companhia. Falar é fácil: qualquer mudança envolve inseguranças, medos e incertezas. No entanto, acreditar que, se estivesse magra, estaria feliz e que as coisas aconteceriam de outra forma é ilusão.

Como a opinião pública costuma associar pouco peso com boa forma – um absurdo, uma vez que magreza por si só não garante saúde –, não pressuponha que o fato de aumentar de peso indique necessariamente um problema de saúde – altas taxas de colesterol, por exemplo. Os últimos estudos têm mostrado que a distribuição do peso corporal é mais importante do que o peso em si. Como explicam Lamm e Couzens:

> SE A MAIORIA DA SUA GORDURA ESTÁ NOS QUADRIS OU NAS COXAS, FAZENDO VOCÊ PARECER UMA PERA, VOCÊ TEM MENOS RISCOS DE PROBLEMAS DE SAÚDE DO QUE SE A GORDURA ESTIVESSE NO ABDOME, FAZENDO VOCÊ PARECER UMA MAÇÃ. A GORDURA ABDOMINAL É MAIS PERIGOSA PORQUE O CONTEÚDO DE ÁCIDO GRAXO DESSAS CÉLULAS DE GORDURA VAI DIRETAMENTE PARA O FÍGADO ANTES DE CIRCULAR PELOS MÚSCULOS. FICA MAIS DIFÍCIL PARA O FÍGADO RETIRAR A INSULINA DA CORRENTE SANGUÍNEA, AUMENTANDO O NÍVEL DE GLICOSE NO SANGUE E FORÇANDO O PÂNCREAS A PRODUZIR MAIS INSULINA. A INSULINA AUMENTADA DISPARA A LIBERAÇÃO DA NORIPINEFRINA, UMA SUBSTÂNCIA CEREBRAL QUE FAZ A PRESSÃO AUMENTAR. SE O CICLO CONTINUA, SUAS CHANCES DE DESENVOLVER DIABETES, HIPERTENSÃO, UM ATAQUE CARDÍACO E OUTRAS DOENÇAS AUMENTAM DRASTICAMENTE.
>
> PORTANTO, A FORMA DO CORPO PODE SER MAIS IMPORTANTE DO QUE O PESO, QUANDO SE TRATA DE SAÚDE. UMA PESSOA MAGRA COM UM PERFIL DE MAÇÃ, POR EXEMPLO, CORRE MAIOR RISCO DO QUE UM OBESO COM PERFIL DE PERA.[1]

O que ocorreu com Carolina, uma mulher muito bonita que emagreceu doze quilos, ilustra bem a ideia de que magreza não é sinônimo de condicionamento físico. Após terminar seu tratamento, começou a fazer um programa de atividade física regularmente. Passou a se exercitar, em média, uma hora por dia. Com o tempo, percebeu que, mesmo mantendo uma alimentação saudável, não estava emagrecendo. Embora o seu corpo estivesse com mais tônus muscular, realmente em forma, não estava satisfeita.

---

[1] Lamm, Steven; Couzens, Gerald Secor. **Enfim, magro.** Rio de Janeiro: Record, 1996. p. 239-240.

A maioria das pessoas sabe que os músculos são mais pesados do que a gordura e que certos exercícios físicos aumentam a massa muscular. Todavia, é frequente a crença de que "ginástica engorda". De uma vez por todas, é preciso separar *atividade física* de *emagrecimento*. O exercício corporal deveria ser encarado como fonte de prazer e saúde, não só como mecanismo de redução de peso. Além disso, seria um equívoco associar peso com autoestima: "Quanto mais leve você for, mais bem aceita será". Uma sociedade que atribui às balanças o poder de influenciar a autoestima das pessoas precisa urgentemente reavaliar a sua escala de valores.

É compreensível que as mulheres se sintam mais pressionadas do que os homens. Estes, normalmente, baseiam a autoestima em realizações pessoais e profissionais, poder, *status* e controle. Mas até para eles a situação está mudando. O fato de se preocupar mais com o corpo e ter direito à vaidade, sem preconceitos, é uma verdadeira conquista masculina e é muito saudável, desde que não se torne uma obsessão. Emagrecimento e vaidade deixaram de ser "assuntos femininos" há muito tempo. O perigo é que os homens tendem a seguir o mesmo caminho das mulheres, e o seu corpo está se tornando uma medida de autoestima: o modelo *alto, esbelto e bronzeado*, sinônimo de boa forma, ganha cada vez mais espaço. Felizmente, sempre é tempo para reverter essa obsessão.

É comum a crença feminina de que só as mulheres devem ser vaidosas e cuidar do corpo. Ela só agrava a obsessão por emagrecimento. Observe o exemplo: "Eu não me incomodo nem um pouco com o fato do meu marido estar gordo, afinal de contas, ele é homem...".

O problema do exemplo anterior é que, além de preconceituoso, coloca o emagrecimento como assunto exclusivamente feminino. Mais grave ainda é que as mulheres contribuem para que o excesso de peso seja *socialmente condenado* para si mesmas e *desculpado* para os homens.

Homens e mulheres: não é crime querer emagrecer por vaidade, nem é necessário ter algum problema físico para querer emagrecer. É fundamental ter esse conceito claro para desvincular excesso de peso de doença. Já falamos anteriormente que estar magro não significa *necessariamente* ter saúde, muito menos garante beleza, felicidade ou sucesso profissional, pessoal, afetivo e financeiro. O direito à vaidade, insistimos, é saudável, desde que não se torne uma obsessão.

Não pretendemos, em hipótese alguma, incentivar a acomodação das pessoas. Se o objetivo da mudança é melhorar sua qualidade de vida, vá em frente. Se você deseja emagrecer, por exemplo, quinze quilos, e isso vai fazê-lo se sentir melhor, não hesite, vá à luta.

Aconselhamos apenas que não superestime o seu emagrecimento. Se a mídia estabelece uma relação necessária entre saúde e felicidade e esbeltez, é porque há verdadeiras fortunas envolvidas nesse mercado. Estima-se que a cada ano são gastos, só nos Estados Unidos, 33 bilhões de dólares com dietas e produtos de emagrecimento.[2]

Vale fazer um alerta a respeito da "mentalidade do emagrecimento": a associação de esbeltez com felicidade se tornou uma verdade tão cristalizada que muitas pessoas acreditam nela sem fazer o menor questionamento. Se, ao atingir o peso ideal, você não reavaliar o que é preciso mudar em sua vida e viver no mundo de sonhos criado pelos meios de comunicação ou por suas crenças pessoais, poderá acabar engordando de novo vários quilos porque sua vida continua basicamente a mesma.

Há muito tempo, Luísa vinha tentando emagrecer dez quilos sem sucesso. Havia sido inclusive modelo profissional. Na época, atravessava uma crise num relacionamento afetivo. Quando conseguiu reduzir o excesso de peso, foi muito festejada por amigos e familiares, que sempre a incentivaram. Com o tempo, as pessoas se acostumaram com a nova silhueta e pararam de parabenizá-la. Ainda que de forma inconsciente, Luísa esperava que o seu emagrecimento fosse eternamente festejado e que os problemas afetivos se resolvessem. Contudo, apesar dos resultados, as pessoas pararam de cumprimentá-la e o seu relacionamento também chegou ao fim. Resultado: sentiu-se frustrada e usou a comida como válvula de escape. Em pouco tempo recuperou o peso anterior. Dissociar *peso* de *realizações pessoais* é fundamental para não usar a comida como fuga, como paliativo.

A partir de agora não raciocine mais em termos de futuro. Viva no presente e suprima de seu discurso frases como: "Quando eu estiver magro, vou...", ou "Quando atingir determinado peso, vou...". Substitua todos os pensamentos que garantem uma gratificação no futuro por: "Decidi emagrecer, escolhi o método que julguei mais adequado, estou disposto a fazer mudanças comportamentais, estou agindo para que isto aconteça, agora tudo é uma questão de tempo". Você já pode ter a serenidade de quem sabe que vai "chegar lá", não importa quanto tempo demore, sem assumir uma atitude crítica e estressante.

A vida é muito preciosa para você deixar de aproveitar cada momento. As pessoas ficam surpresas quando pensam nas coisas que deixaram de fazer porque ainda não atingiram o peso que queriam. Por exemplo: você já teve vontade de comprar uma roupa e decidiu não fazê-lo porque estava acima do peso? Não estou sugerindo que renove o seu guarda-roupa. No entanto, se você quiser adquirir determinada peça e

---

[2] Gullo, Stephen P. **Thin tastes better**. New York: Dell Publishing, 1996. p. 3.

isso lhe trouxer prazer, faça-o. Mesmo sabendo que você está em fase de emagrecimento e terá de ajustá-la dentro de algum tempo. Quando estiver hesitante, não se deixe oprimir péla mentalidade do emagrecimento, aguardando adquirir o corpo ideal para começar a viver. Lembre-se, então, desta frase de Theodore Roosevelt, na qual ele exalta a importância de viver plenamente o instante presente: "Faça o que pode, com o que tem, onde estiver".[3]

---

[3] Theodore Roosevelt *apud* Robbins, Anthony. **Poder sem limites**. São Paulo: Best Seller, 1987. p. 291.

Orientações e sugestões

*****

AS PESSOAS QUE CONSEGUEM SUCESSO NESTE MUNDO SÃO AS QUE SE LEVANTAM E BUSCAM AS CIRCUNSTÂNCIAS QUE DESEJAM E, SE NÃO CONSEGUEM ENCONTRÁ-LAS, CRIAM ESSAS CIRCUNSTÂNCIAS.
George Bernard Shaw

É muito comum ouvir pessoas que se acreditam incapazes de emagrecer porque não têm força de vontade. Na maioria dos casos existe muito empenho, mas falta um planejamento alimentar adequado.

É o caso de Marina, que sempre teve uma vida social intensa. Convidada para jantar em média quatro vezes por semana, ficava até tarde sem comer nada, o que a fazia sentir muita fome na hora da refeição. Atribuía a dificuldade para emagrecer à falta de força de vontade, uma vez que sempre acabava se excedendo na comida.

No caso, temos uma crença limitante: associar falta de força de vontade com descontrole e impossibilidade de emagrecer. Se você não tiver um planejamento alimentar correto, todo empenho é inútil. Coloque-se na situação de Marina: o fato de ir jantar com muita fome a impedia de controlar a alimentação. Cometia abusos na qualidade e na quantidade de comida. Resultado: apesar dos encontros agradáveis, ficava deprimida e sentia-se culpada por ter passado dos limites. Convenhamos: é muito difícil para *qualquer pessoa* controlar a alimentação quando está com muita fome.

Quando Marina passou a fazer uma refeição leve antes de sair de casa, começou a emagrecer. Por causa do lanche anterior, sentia pouca fome na hora do jantar e era capaz de selecionar o que comia. Uma simples reestruturação alimentar resolveu o problema, que não tinha nada a ver com força de vontade. Mesmo acrescentando mais uma refeição à sua dieta, viu o peso baixar.

Sim, para mudar um hábito, é necessário empenho. Mas você precisa criar condições favoráveis para que essa mudança aconteça. Procuramos mostrar neste livro como algumas crenças ligadas ao emagrecimento dificultam o processo de mudança. Você tem um destino aonde chegar e terá de percorrer um caminho, por que não facilitar sua viagem? Elimine as pedras que encontrar pela frente. Ao desmistificar certas crenças você estará facilitando a jornada. Você tem a obrigação de se ajudar. Planejando a sua alimentação, fica mais fácil adquirir o controle sobre a comida.

A partir de agora, suprima do seu discurso a frase: "Eu não consigo me controlar porque não tenho força de vontade". Isso é uma crença: você tem todos os recursos para mudar um comportamento, basta saber usá-los. Além disso, *força de vontade* traz uma conotação de sofrimento, que dificulta o processo de transformação.

Nas páginas seguintes oferecemos algumas orientações e sugestões para você que está em fase de emagrecimento ou que quer adquirir controle alimentar. Utilize as que considerar úteis. Algumas já foram citadas ao longo do livro. Qualquer pessoa, em dieta ou não, pode se beneficiar com elas. Se você está disposto a tomar outras atitudes e melhorar a sua qualidade de vida, estenda a oportunidade a todos os que convivem com você. Mude seus hábitos e veja que muitos seguirão o seu caminho. Você só tem a ganhar.

VIDA PRÁTICA

1. **COMER EM VINTE MINUTOS.** Sabe-se que vinte minutos é o tempo necessário para que o centro regulador da saciedade seja ativado, avisando ao organismo que pare de ingerir alimentos. Quando comemos devagar, a boa mastigação prepara o alimento para ser digerido e absorvido com facilidade pelo estômago e intestinos. Saboreamos a comida e aguçamos o paladar; controlamos a quantidade do que comemos; não saímos da mesa pesados, com a certeza de termos passado dos limites. Numa refeição apressada, a tendência é engolir a comida sem a mastigação adequada. Assim, antes de completar os vinte minutos, exageramos nas quantidades. As consequências são claras: má digestão, mal-estar, excesso de calorias, aumento de peso. Se você é daquelas pessoas que fazem as refeições em cinco minutos, apresentamos algumas estratégias para ampliar esse tempo: procure utilizar talheres, mesmo em se tratando de sanduíches; no intervalo entre uma garfada e outra, descanse o talher no prato; só leve a segunda porção à boca quando a primeira for totalmente engolida; respeite os horários de se alimentar;

aproveite as refeições para conversar. Se preferir, utilize um relógio para controlar o tempo da refeição, até que isso se torne um hábito.

2. **Respeitar horários.** Comer em intervalos regulares é importante para desenvolver o autocontrole. Ao evitarmos o auge da fome, conseguimos selecionar os alimentos. Assim, o risco de comer coisas desaconselháveis durante o processo de emagrecimento será bem menor se respeitarmos os horários das refeições.

3. **Nunca comer com muita fome.** Normalmente, comemos mais do que estamos habituados e até aquilo de que não gostamos quando estamos com fome demais. Nessas situações, é difícil manter o controle alimentar. Portanto, se você sabe que ficará muito tempo sem comer até a próxima refeição, tome um lanche. A sugestão é especialmente útil se você for convidado para almoçar ou jantar fora. Faça uma refeição leve antes de sair de casa.

4. **Não se justificar.** Toda justificativa implica culpa. Lembre-se de que a sua decisão de emagrecer é pessoal. Cabe a você decidir se deve ou não falar a respeito do tema. Se achar que ninguém tem nada a ver com isso, respeite-se. Ao lhe oferecerem algo que você não deseja comer, um "Não, obrigado" basta. A ideia é ótima para as ocasiões em que estiver com pessoas insistentes. Se for a uma festa e recusar um pedaço de bolo, evite falar que está em dieta. Isso pode dar margem aos mais diversos tipos de comentários: "Deixe a dieta para amanhã...", "Em dieta? Mas você está tão bem!", "Um docinho não vai fazer diferença!", "Você não vai comer nem um pedaço? Eu preparei especialmente para você com tanto carinho!". *Agradeça e recuse quantas vezes for necessário.* (Você não quer e pronto.) Respeite a sua decisão em primeiro lugar.

5. **Cuidado com o final da tarde.** Em geral, esse é o período em que o vazio no estômago se manifesta. Antes de comer compulsivamente, tome, por exemplo, um copo de água e relaxe um pouco. Prepare sua refeição com consciência.

6. **Ter à mão alimentos adequados.** Várias pessoas engordam porque consomem alimentos prontos para comer, como chocolates e balas, sempre facilmente disponíveis. Por isso, tenha uma fruta na bolsa, na pasta ou no carro; deixe legumes crus, lavados e cortados, na geladeira, para os momentos em que sentir fome.

7. **Não pular refeições.** Ficar em jejum não emagrece. Ao contrário, se o alimento não for ingerido quando o corpo o solicita, a reação é baixar o me-

tabolismo. Isto é, o sistema nervoso faz com que o organismo gaste a menor energia possível na realização de suas tarefas e queime menos calorias. É como se lançasse um alerta geral: "Vamos economizar energia porque a fonte está seca". Isso pode trazer consequências desastrosas: na próxima refeição, a fome atingirá o seu ponto máximo; logo, a pessoa tenderá a comer depressa e qualquer coisa. Principalmente alimentos prontos, ricos em açúcares e gorduras – salgadinhos, chocolates, balas. E o processo continua: em seu estado emergencial, a ordem do organismo é absorver o máximo possível do alimento que entra, porque não tem garantias de quando vai recebê-lo novamente. Daí as grandes alterações de peso após dietas hipocalóricas mal-orientadas. O indivíduo que passa o dia todo só tomando líquidos emagrece um quilo. No café da manhã do dia seguinte, recupera esse quilo e mais uns gramas, compensando as restrições anteriores.

8. **SUPERMERCADO SEM FOME.** Para enfrentar todas as tentações de um supermercado, o ideal é estar de estômago saciado. Como dissemos, uma vez com fome, a tendência é comprar alimentos de fácil preparo e/ou com alto teor de açúcares e gorduras, prejudiciais a qualquer redução de peso. Nessa fase, faça uma lista de compras antes de sair de casa e respeite-a. Vá direto aos produtos estipulados, não passeie em vão pelos corredores. Procure deixar as crianças em casa. Para elas, o apelo visual é tudo. Cabe a você impor limites.

9. **LIMITAR OS LOCAIS DE REFEIÇÃO.** Selecione lugares na casa para fazer as refeições e respeite-os. Dê preferência para aqueles em que sua concentração fica apenas na comida. Nada de estudar, trabalhar ou ver televisão mastigando. Seu controle alimentar agradece. Quando estamos dispersos, somos incapazes de calcular quantidades. Daí a surpresa ao constatarmos que o pacote de biscoitos acabou sem termos percebido.

10. **RETIRAR-SE DA MESA LOGO APÓS COMER.** O hábito de ficar batendo papo em volta da mesa só estimula a ingestão de mais alimento. De pedacinho em pedacinho, a pessoa acaba com a sobra do pão, do bolo, do sorvete. Portanto, não exagere na quantidade de comida que prepara. Na hora do cafezinho, passe logo para a sala. Se depois de oferecer um jantar sobrar coisa demais, distribua tudo entre amigos e parentes. Foi o que aconteceu com Mariana, ao oferecer um chá em sua casa. Após o evento, separou todos os salgadinhos, tortas e sobremesas e mandou para as filhas. Elas adoraram a surpresa e a mãe não correu o risco de sair da dieta. Estocar comida em casa é um perigo dispensável.

11. **Abandonar o masoquismo.** Para que entrar numa confeitaria, padaria ou loja de conveniência tentadoras, se a intenção é só tomar um cafezinho? Se você acredita que não resiste a elas, desvie o seu caminho. A sua vontade pode ser satisfeita em locais igualmente agradáveis, que não prejudicarão o seu emagrecimento, como, por exemplo, quiosques de shopping centers, livrarias, etc.

12. **Evitar locais de perigo.** O simples fato de imaginar uma comida da qual gostamos, com sua cor, aroma e paladar, já dá água na boca. Calcule o que aconteceria se tivéssemos o objeto de nosso desejo ao alcance das mãos. Se a sua boca se enche de saliva quando você pensa em "docinhos de casamento", o que você faria se estivesse de fato diante de uma mesa repleta deles? Vá para a cerimônia, aproveite a festa e passe bem longe de seu ponto fraco. Nas situações em que é difícil satisfazer-se com uma única porção, é preferível nem começar.

13. **Beber água.** Tome em média dois litros de água por dia, distribuídos ao longo do período – de hora em hora, por exemplo. Para adquirir esse hábito, deixe garrafas espalhadas por todos os locais por onde anda: ao lado do telefone, da cama, sobre a mesa de trabalho, na sala de TV, etc. Cada vez que passar por uma delas, beba um copo. Esse hábito lhe proporcionará corpo e pele mais hidratados, melhorias no processo digestivo e na eliminação de líquidos pelo organismo. As pessoas que não consomem quantidade suficiente de líquido, apesar de seguirem a dieta "à risca", muitas vezes se queixam de que não estão emagrecendo na proporção de seu empenho. Uma das respostas do corpo para as restrições alimentares é a retenção de líquidos; portanto, não se descuide.

14. **Atenção com *diet* e *light*.** As linhas de produtos dietéticos e leves, se utilizadas com critério, podem ser ótimas opções para o controle de peso. Muitas delas satisfazem, são saudáveis e saborosas. Entretanto, com a ilusão de que não engordam, as pessoas se excedem em seu consumo. Fique, pois, atento.

    Diet são os produtos dietéticos sem adição de açúcar, indicados para diabéticos. Alguns alimentos *diet* podem ter alto teor calórico, como, por exemplo, chocolates.

    Light são os produtos que possuem teor calórico reduzido de, no mínimo, 25% em relação ao similar convencional. Essa redução pode ser de apenas um componente.

Em qualquer um dos casos, tenha em mente que produto *sem açúcar* ou *sem gordura* não significa produto que *não engorda*.

15. **O QUE VOCÊ PRECISA SABER A RESPEITO DA INSULINA E DOS ADOÇANTES ARTIFICIAIS.** A insulina é um hormônio produzido pelo pâncreas, cuja função é manter estável a taxa de açúcar no sangue. Portanto, cada vez que a taxa de açúcar na sua corrente sanguínea subir (quando você come um pedaço de bolo, por exemplo), a resposta do pâncreas é secretar insulina para estabilizá-la. Gullo explica o processo da seguinte maneira: o seu corpo é capaz de estocar somente determinada quantidade de açúcar. Quando já tiver atingido o limite, a insulina ajudará a converter o excesso de açúcar em gordura.

> UMA VEZ QUE OS NÍVEIS DE AÇÚCAR TIVEREM BAIXADO, SEJA PELO ESTOQUE NAS CÉLULAS, SEJA PELA CONVERSÃO EM GORDURA, AINDA HAVERÁ INSULINA CIRCULANDO NO SANGUE, ESPERANDO CUMPRIR A SUA FUNÇÃO. MAS AGORA QUE OS NÍVEIS DE AÇÚCAR JÁ BAIXARAM, O CORPO ENVIA OUTRA MENSAGEM: "PRECISO DE MAIS AÇÚCAR!" O RESULTADO DISTO É UM AUMENTO DO APETITE. SE VOCÊ RESPONDER A ESTA MENSAGEM COM OUTRO PEDAÇO DE BOLO, O CICLO RECOMEÇARÁ.
>
> [...] A INSULINA É O HORMÔNIO "DA FOME", E QUANDO VOCÊ COME CONTINUAMENTE ALIMENTOS QUE FAZEM COM QUE O SEU CORPO SECRETE INSULINA EM EXCESSO, COMO POR EXEMPLO ALIMENTOS COM ALTOS TEORES DE AÇÚCARES OU CARBOIDRATOS REFINADOS COMO FARINHA BRANCA, **VOCÊ ESTÁ PROGRAMANDO O SEU CORPO PARA SENTIR MAIS FOME POR MAIS TEMPO!**[1]

Você já deve ter tido a experiência do "é impossível comer um só!". Quando experimentou, por exemplo, um inofensivo brigadeiro, em seguida mais um, e assim por diante até perder a conta de quantos comeu. Se você sentir que perderá o controle com determinado alimento, não caia na armadilha do "um só não vai fazer mal" ou "só um pedacinho não tem importância". É mais fácil não comer nada do que "só um pedacinho".

Apesar de os adoçantes artificiais serem ótimos auxiliares para evitar o consumo de alimentos ricos em gorduras ou açúcares, algumas pessoas os

---

[1] Gullo, Stephen P. **Thin tastes better.** New York: Dell Publishing, 1996. p. 22.

reconhecem como "açúcares normais". Assim, o uso desses adoçantes pode gerar a secreção de insulina, que desencadeará a sensação de fome. Cada um reage de uma forma particular a cada alimento. Portanto, se você for do tipo que perde o controle alimentar com produtos que contenham adoçantes artificiais, convém diminuir o consumo de alimentos açucarados (de forma a controlar a ingestão de calorias), *sem utilizar substitutos*. Neste caso, é preferível, por exemplo, limitar a ingestão de café com açúcar a três xícaras por dia a beber diariamente dez cafezinhos com adoçante. Não se iluda com o conceito de *calorias inexistentes*. Para alguns, o controle se faz mais facilmente com o objeto real (açúcares) do que com o seu sósia (adoçantes artificiais).

16. IDENTIFICAR A FOME. Antes de começar a comer, pergunte-se se realmente tem fome. Existe uma necessidade fisiológica ou trata-se de um desejo psicológico? Estômago ou cabeça? Muitas vezes, confundimos a vontade de comer com cansaço, sono, carência, tédio, ou até mesmo sede. Pense nisso. Devido a alterações hormonais, algumas mulheres podem sentir aumento de apetite ou desejo de um tipo específico de alimento no período pré-menstrual. Como observa Gullo, é importante lembrar que "a compulsão pré-menstrual tem um tempo limitado e é muito melhor agir a favor da sua biologia do que tentar lutar contra ela".[2] Assim, se nesse período a tendência é recorrer a alimentos com alto teor de açúcar e gordura, um planejamento pode resolver o descontrole alimentar nessa fase. Se tiver vontade de comer chocolate, substitua-o por um lanche ou um *shake* dietético. Conscientizar-se do que o aflige e planejar o que comer ajudam-no a controlar a compulsão.

17. DISSOCIAR OCASIÃO DE COMIDA. Separe as situações que desencadeiam a vontade de comer da comida em si. Para Sílvia, ir ao cinema era sinônimo de abusar da pipoca e das guloseimas. Evitar esse programa só a deixaria descontente. Assim, programou-se para ver todos os filmes que tinha vontade e passar longe do quiosque de pipocas. Descobriu que, para desfrutar o prazer e a emoção da história, não era preciso comer nada. Da mesma forma, em reuniões de amigos, existem outras coisas interessantes além da comida: conversar, circular, conhecer pessoas, dançar, se divertir.

18. RESPEITAR OS LIMITES. Não é porque a comida foi colocada em seu prato que, obrigatoriamente, tem de terminá-la. Muitas pessoas foram educadas para nunca deixar nada sobrar. Exercite-se para fazer o contrário. Evite comer sem

---

[2] *Ibid.*, p. 187.

fome. Uma vez satisfeito, pare. Comece sempre pela parte de que você mais gosta. Tire da cabeça a ilusão de que o último pedaço é o melhor; coma-o primeiro. Quando fizer o seu próprio prato, coloque quantidade suficiente. Se necessário, sirva-se novamente.

19. **Cuidar da ansiedade.** Quando a pessoa fica muito ansiosa ou sob estresse, o corpo entra em estado de alerta: ela tende, muitas vezes, a aumentar de peso e a reter líquidos. No caso das dietas, o fato de não atingir o peso desejado no tempo esperado resulta em preocupação e desconforto. Para controlar situações como essa, o primeiro passo é estabelecer objetivos possíveis: ninguém emagrece cinco quilos em dois dias. Ao menor sinal de ansiedade, procure se distrair: saia de casa, ouça uma música relaxante, visite os amigos. Passe o tempo de forma agradável. (Lembre-se do capítulo referente ao estresse.)

20. **Ser realista.** Não seguir à risca o programa de emagrecimento é humano. Abusar em uma refeição não é o fim do mundo, basta ser mais comedido nas seguintes. Aprenda a lidar com os resultados e siga adiante. Conserte os abusos do jantar de sábado no café da manhã de domingo. Com a desculpa de que "segunda-feira é o dia internacional da dieta", você corre o risco de jogar fora todas as suas conquistas e de se sentir fracassado.

AUTOIMAGEM

1. **Diminuir as críticas.** Mude o espírito crítico em relação a si próprio. Tire da cabeça a ideia de que todos estão olhando para você. As pessoas estão mais preocupadas com elas mesmas do que com os outros. Clarisse chegou ao extremo nesse sentido. Após ter emagrecido vinte quilos, decidiu pôr um vestido que não usava há anos. Colocou-o e, mesmo não se sentindo à vontade dentro dele, foi ao supermercado. Seu desconforto atingiu tal ponto que começou a chorar pelos corredores do estabelecimento. As fantasias que criou em sua cabeça fizeram-na desistir das compras e voltar correndo para casa. Livrou-se da roupa na primeira oportunidade.

2. **Respeitar o seu biotipo.** Brasileiras, americanas, francesas, russas têm diferente distribuição de massa corporal: umas têm coxas maiores, outras têm seios avantajados, algumas têm quadris pequenos, e assim por diante. Não adianta querer medir 1,80 m se a sua altura é 1,60 m. Mude o que pode ser melhorado e aceite o resto. Desde quando todos têm de ser iguais? Viva a diferença!

3. **MUDAR O FOCO.** Muitas pessoas supervalorizam os próprios defeitos. Se não gostam de alguma parte do corpo, fixam-se de tal forma nela que todo o resto é esquecido. Descubra seus pontos fortes e valorize-os.
4. **BUSCAR NOVA IMAGEM CORPORAL.** Durante o período de redução de peso, corpo e mente devem caminhar juntos. É fundamental conscientizar-se da nova forma física que está adquirindo. Para isso, compre um espelho e exercite-se na frente dele. Conheça cada parte de seu corpo e acompanhe as mudanças que ele vai mostrar. À medida que for emagrecendo, experimente uma mesma roupa sempre e compare a imagem refletida com as anteriores. Repita para si mesmo que está atingindo o peso ideal. Tire fotos suas antes, durante e depois da dieta.
5. **CUIDAR DA APARÊNCIA.** Beleza não se limita ao aspecto físico. Os relacionamentos humanos baseiam-se em caráter, honestidade, ética, humor e cuidado pessoal. Ninguém é amigo de uma pessoa só porque ela é fisicamente bela. Também não nos agrada estar ao lado de indivíduos desleixados ou mal-humorados. O importante é o conjunto. Pessoas carismáticas tornam-se muito atraentes independentemente de peso, cor ou tipo de cabelo. Elegância e classe independem da balança. Não espere o peso baixar para cuidar da beleza: vista-se bem, mude de penteado, agende sessões de massagem, alivie-se do estresse cotidiano, sorria.
6. **EVITAR COMPARAÇÕES.** Não se compare com modelos que *você* julga perfeitos. Cada vez que nos colocamos lado a lado com pessoas que julgamos ideais, entramos em crise: "Por que não nasci assim?". Como diz o ditado, pensar naquilo que poderíamos ser é desprezar aquilo que somos. O que serve para o outro pode ser desastroso para nós. Falta lembrar que somos únicos.
7. **MOTIVAR-SE.** Uma arma infalível. Fixe o seu objetivo e, cada vez que se sentir desanimado, lembre-se dele. Comemore cada conquista por menor que seja. Mesmo que tenha emagrecido apenas cinquenta gramas, vá para a frente do espelho e diga para si mesmo que está mais leve. Mais um passo foi dado rumo ao seu objetivo. Que vitória conseguir almoçar o que você planejou, poder exercitar o corpo e manter o peso, mesmo abusando vez ou outra. Em momentos de desespero, antes de atacar a geladeira, recorra a um amigo, ouça uma bela música, vá ao cinema. Procure outras fontes de prazer. Você consegue.
8. **ELOGIAR-SE.** Os elogios que você recebe no decorrer de seu emagrecimento um dia cessam. Isso se deve ao fato de as pessoas se acostumarem com a sua nova forma física. Você conquistou um corpo que o faz se sentir bem

e pronto. Para não se frustrar, deixe de se alimentar com aplausos alheios. Alimente-se com os seus. O que importa é o *seu* bem-estar e a *sua* satisfação.

RESTAURANTES

1. SAIR. A sua vida social não precisa ficar comprometida por causa da reeducação alimentar. Quando seus amigos quiserem comer pizza, escolham um restaurante que ofereça também outras opções. Você participa do programa e não exagera nas calorias.

2. RECUSAR O COUVERT. Não fique constrangido em dispensar os pães, salgadinhos e frituras que compõem o *couvert*. Você está pagando pela refeição e tem o direito de escolher o que come. Muitas vezes comemos tantas coisas antes do prato principal que poderíamos dispensá-lo. No início, o constrangimento é normal, mas não ceda às pressões dos garçons: o cliente é você.

3. SUBSTITUIR. Peça um copo de água enquanto estiver esperando. Bebidas alcoólicas e coquetéis de frutas acrescentam à sua alimentação calorias extras desnecessárias.

4. SER DECIDIDO. Não se deixe influenciar pelo cardápio ou pelo pedido dos colegas. Se todo mundo quiser comer massa, não tenha medo de comer, por exemplo, um peixe. Sua vontade e bem-estar vêm em primeiro plano. Caso não conste do menu uma opção mais leve, pergunte se podem prepará-la. O restaurante tem o compromisso de satisfazer os frequentadores. Em último caso, troque de restaurante.

5. CUIDADOS. Fique atento aos acompanhamentos, sobretudo aos molhos. Muitas vezes a comida não é tão calórica, e sim as guarnições: legumes *gratinados*, filé de frango com *creme de milho*, macarrão com *molho branco*, salada de frutas com chantili. Saiba que as frituras chegam a triplicar o valor calórico dos alimentos.

6. PEDIR À LA CARTE. Alguns estabelecimentos oferecem a opção "menu do dia", que inclui entrada, prato principal e sobremesa, a preços tentadores. Esqueça. Para não se exceder na alimentação, peça o cardápio e selecione as opções adequadas para você.

7. SOBREMESAS. No menu, escolha a mais leve. Se for tentador passar os olhos por todas as especialidades da casa, dispense a leitura. Peça logo uma fruta. Evitar sobremesas calóricas durante um programa de emagrecimento não significa deixar de comê-las pelo resto da vida.

8. **Conscientizar-se.** Uma vez atingido o seu objetivo, o que importa é preservá-lo. Durante o processo de emagrecimento adquire-se uma nova postura alimentar, principalmente em termos de quantidade e qualidade do que se ingere. Essas aquisições devem se tornar parte de seu cotidiano: comer em vinte minutos, respeitar horários e limites, beber quantidade suficiente de água. Você mudou porque a sua vida também se transformou.

9. **Três lições úteis**

    a) **Pesar-se com regularidade.** Apenas uma balança pode indicar objetivamente a sua alteração de peso. Para tanto, esforce-se por consultar sempre a mesma máquina num mesmo horário. Respeitando a hora, você terá uma variação mais precisa do peso. Muitas pessoas criticam o fato de pesar-se com frequência porque veem a balança como inimiga. Na realidade, ela deveria ser uma aliada: é o melhor instrumento para o controle de peso a longo prazo. Ninguém engorda três quilos de um dia para o outro. Quando esperamos que a roupa acuse o aumento de peso, geralmente é tarde demais: em vez de um, estamos três ou quatro quilos acima de nosso ideal. Desanimados, descuidamos de vez da alimentação e, "quando a gente se dá conta, já foi", recuperamos todo o peso eliminado. Só adotando novos comportamentos conseguiremos atingir o equilíbrio. Aqui vale a regra do bom senso: oscilações de peso são comuns, o risco é perder o controle.

    Vale o lembrete: quando a pessoa pratica atividades físicas que aumentam a massa muscular, fica mais pesada. No caso, estar mais pesada não significa estar mais gorda. Prova disso são as avaliações feitas em academias ou por treinadores individuais, em que se mede a evolução do aluno: frequência de batimentos cardíacos, capacidade aeróbica, medidas corporais, porcentagem de massa magra (músculos) e de gordura no organismo.

    b) **Exercitar-se.** Se não frequenta academias, procure uma atividade de seu agrado ou simplesmente faça o maior número de coisas a pé. Tenha uma vida mais ativa: escolha as escadas, estacione o carro longe do destino.

    c) **Modificar os hábitos alimentares definitivamente.** Elimine açúcares e gorduras desnecessários. Dispense a gordura da picanha. Reduza a frequência a restaurantes do tipo *fast-food*. Que tal uma vez por semana, ao invés de todos os dias?

ESTABILIZANDO O PESO

Uma vez atingido o peso ideal, a palavra de ordem é *calma*. É desaconselhável voltar a comer toda a variedade de alimentos a que você estava acostumado antes de iniciar a dieta, sem preparo prévio. É preciso passar por um período de estabilização do peso. E o que significa isso? Qualquer programa de emagrecimento restringe o consumo de determinados alimentos temporariamente, sobretudo de açúcares e gorduras; por isso eles não devem ser reintroduzidos de uma hora para a outra na alimentação, sob o risco de causar flutuação de peso. O processo deve ser gradual.

De acordo com a American Dietetic Association (1990), às dietas hipocalóricas (baixas calorias) deve seguir-se um período de retomada gradativa da alimentação. Esse período varia de duas a quatro semanas, durante o qual os alimentos, principalmente os açúcares, são reintroduzidos progressivamente a fim de prevenir uma recuperação rápida do peso. O tempo pode ser estendido até que a pessoa demonstre "uma restrição voluntária de comer, particularmente em situações de estresse, assumindo parâmetros de alimentação equilibrados e uma sensação de bem-estar".[3]

Não nos cabe dizer que tipos de alimento devem ser consumidos durante a fase de estabilização do peso. O nosso objetivo é conscientizá-lo de que a reintrodução deverá ser feita de forma gradual e progressiva em todos os tipos de dieta, de poucas calorias ou não. Portanto, quando você fizer qualquer programa de emagrecimento, não hesite: peça todas as orientações sobre o que comer na fase de estabilização do peso. Mas não basta ter as informações em mãos, elas só terão valor se colocadas em prática. Assim, antes de culpar a dieta, ou o médico, siga rigorosamente as orientações do que fazer na fase pós-dieta. Isso lhe dará segurança para assumir o controle do seu peso. É mito achar que depois do emagrecimento você poderá comer de tudo, na quantidade que quiser, e o seu peso continuará estável.

Resta lembrar que temos uma visão holística de seu corpo e entendemos que o seu peso é o resultado do seu histórico pessoal e depende de uma série de fatores combinados: da mesma forma que se abandonam velhos hábitos, eles podem repetir-se em determinadas situações. Em geral, recuperamos o peso pela repetição de padrões comportamentais, ou seja, engordamos com os mesmos tipos de alimento, consumidos em situações específicas. É perfeitamente normal você ter a sensação do "já passei por isso antes".

Alberto, um executivo, antes de iniciar o seu programa de emagrecimento, estava habituado a sair com os colegas de trabalho para um *happy hour*, de três a cinco

---

[3] Mahan, L. Kathleen; Escott-Stump, Sylvia. **Krause's food, nutrition, and diet therapy.** Philadelphia: W. B. Saunders, 1996. p. 471.

vezes por semana. Ele apreciava uísque e tomava várias doses por encontro. Durante o emagrecimento, como estava acostumado a uma dieta equilibrada, praticamente não precisou fazer alterações em seu regime alimentar. O que o fazia engordar era a bebida ingerida em reuniões com amigos. Segundo suas próprias palavras: "Se eu não tenho companhia, não bebo". Embora continuasse frequentando os bares onde se reuniam para o *happy hour*, passou a substituir o uísque por suco de tomate, água com gás ou refrigerantes *diet*. Ao atingir o peso ideal, voltou a tomar uísque, mas limitou o consumo a duas doses por encontro, medida que a sua experiência provou ser ideal.

Nessa situação, é preciso se conhecer para chegar ao equilíbrio. Esse processo implica descondicionar hábitos. Logo que acabou a fase de estabilização do peso, Alberto exagerou nas doses de uísque e aumentou três quilos. Ele repetiu o mesmo padrão que o havia feito engordar várias vezes. Temendo recuperar o peso anterior ao programa de emagrecimento, durante semanas foi radical: nos encontros, só tomou água com gás, gelo e limão. Emagreceu quatro quilos. Mais tranquilo, achou o limite de duas doses por encontro, quantidade prazerosa e suficiente. Quando se excede, volta a tomar água com gás nas reuniões seguintes. O que o manteve motivado foi o prazer de, enfim, conseguir controlar o próprio peso.

É possível para qualquer pessoa ter domínio sobre o próprio corpo, basta saber como.

E depois?

*****

SE VOCÊ NÃO FOR MELHOR QUE HOJE NO DIA DE AMANHÃ,
ENTÃO PARA QUE VOCÊ PRECISA DO AMANHÃ?

Rabbi Nahman de Bratslav

Milhões de americanos emagrecem milhares e milhares de quilos a cada ano, mas "95% deles recuperam o peso após o emagrecimento".[1] As estatísticas demonstram que emagrecer é a etapa mais fácil de um programa de redução de peso. O problema é a manutenção do peso alcançado após a fase de emagrecimento.

Observe que os 5% das pessoas que mantiveram o peso seguiram diferentes tipos de dieta. Gullo faz uma observação interessante a respeito das dietas:

> TODOS NÓS OUVIMOS REPETIDAMENTE QUE DIETAS NÃO FUNCIONAM, MAS ISTO NÃO É INTEIRAMENTE VERDADE. AS DIETAS ISOLADAS NÃO FUNCIONAM. QUANDO AS PESSOAS SEGUEM UMA DIETA - POR DEFINIÇÃO, "COMER COM MODERAÇÃO DE ACORDO COM REGRAS PRESCRITAS" -, ELAS ESTÃO IMPONDO LIMITES PARA A ALIMENTAÇÃO QUE ESTÁ FORA DE CONTROLE. ELAS CONTINUAM A VIVER DENTRO DESSES LIMITES ATÉ QUE ATINJAM O PESO DESEJADO, E ENTÃO ABANDONAM A DIETA. O CONTROLE ACABA QUANDO ACABA A DIETA - E É NISSO QUE RESIDE O PROBLEMA.[2]

---

[1] Gullo, Stephen P. **Thin tastes better**. New York: Dell Publishing, 1996. p. xvii.
[2] *Ibid.*, p. xix.

O problema não está nas dietas. Fico surpreso quando observo que muitos profissionais do setor se desgastam em discussões inflamadas a respeito da "dieta ideal". As pessoas podem emagrecer tanto com regimes hipocalóricos quanto com hipercalóricos. O problema também não está nas calorias. Como não somos iguais, o tratamento utilizado pode e deve ser diferente para cada um de nós. Não existe uma técnica melhor ou pior do que outra. Desde que utilizado com critério, qualquer método pode trazer benefícios.

O assunto é polêmico. Alguns acreditam que a redução rápida de peso favorece a sua recuperação após o emagrecimento, enquanto a redução lenta promove uma estabilização equilibrada do peso. É preciso tomar cuidado com as generalizações. O que significa rápido? E lento? Qual é o parâmetro de comparação? Generalizações são perigosas porque, em geral, nos levam a distorcer a realidade.

Filipe e Paulo tinham aproximadamente a mesma idade (entre 30 e 35 anos) e peso. Ambos queriam emagrecer dez quilos e se submeteram a tratamentos diferentes. Filipe seguiu uma dieta hipocalórica e emagreceu os dez quilos em dois meses. Paulo seguiu um programa semanal de emagrecimento e atingiu o seu objetivo em seis meses. Um ano após o tratamento, Filipe manteve o peso alcançado e Paulo voltou a engordar. O que a velocidade do emagrecimento teve a ver com o resultado final? Ambos emagreceram com saúde e foram acompanhados por médicos. As pessoas esquecem que existe uma infinidade de variáveis em jogo e condenam imediatamente a dieta empregada. Seu peso é resultado da combinação de fatores biológicos, genéticos, psicológicos, comportamentais e emocionais, que determinam seus hábitos e suas preferências alimentares. Portanto, se você deseja emagrecer e manter o novo peso, é preciso *reprogramar* alguns padrões.

Quando ouço pessoas criticando dietas, sinto que mergulham em uma discussão estéril. Qualquer dieta bem orientada, acompanhada por médicos e seguida por um período de estabilização do peso, pode trazer o resultado desejado. Cabe a você optar pelo que julga mais adequado para o *seu* emagrecimento.

Se você não gosta de determinada técnica, não perca tempo criticando-a. Existem diversas formas de se chegar a um mesmo resultado, com consciência e integridade. Responsabilizar o tratamento pela retomada de peso é autoenganar-se.

Por que muitas vezes acusamos as dietas como as responsáveis pelo estado atual do nosso corpo? Porque é mais fácil e mais cômodo. Emagrecer significa também aprender a ter um bom relacionamento com o próprio corpo e com os alimentos.

Débora é modelo profissional: tem 23 anos, mede 1,70 m e pesa 54 quilos. Nanci é empresária: tem 24 anos, mede 1,70 m e pesa 76 quilos. Ambas não se enquadrariam nos padrões de "peso ideal", se consultássemos algumas tabelas: Débora estaria abaixo do peso e Nanci, acima. Mas o que significa "peso ideal"? Associamos *ideal* com saúde e bem-estar. No entanto, atribuímos esse poder a uma tabela de pesos e medidas, como se o nosso corpo pudesse ser submetido exclusivamente a tal critério de avaliação. Esquecemo-nos de nós mesmos, de nossos critérios.

Tanto Débora quanto Nanci gozam de saúde perfeita e estão satisfeitas com os respectivos pesos. Elas têm sucesso: assumiram a responsabilidade de cuidar de seus corpos, relacionam-se bem com os alimentos e têm o controle da situação em suas mãos. Em momento algum desprezam seu livre-arbítrio e a capacidade de mudar um comportamento. Estabeleceram limites que respeitam.

Débora, em função de sua profissão, limita o consumo de bebidas alcoólicas e doces a ocasiões especiais. Quando acaba a temporada de desfiles, tem a flexibilidade de mudar esse padrão alimentar: come doces e bebe álcool de acordo com a sua vontade. Às vezes, isso resulta em aumento de peso. Estabeleceu como aumento-limite três quilos. Depois volta ao peso de base. Um dos fatores que contribui para esse equilíbrio é não ter o conceito de alimentos *proibidos* ou *liberados*. Simplesmente estabeleceu um limite de variação de peso e o respeita.

Já Nanci não faz nenhum tipo de restrição alimentar. Segundo ela, sente-se muito bem comendo de tudo, em quantidades suficientes. Quando sente vontade de ultrapassar o *suficiente*, atende aos seus desejos e assume total responsabilidade sobre a alimentação. Estabeleceu como aumento permitido quatro quilos. Quando chega aos oitenta quilos (o que ocorre normalmente nas festas de final de ano), retoma o peso de base.

Não estou promovendo a dieta "iôiô". Já falamos sobre suas perigosas consequências. Também não sugiro que você adote as mesmas técnicas de controle alimentar. Com os exemplos citados, quero demonstrar que o sucesso de um programa de emagrecimento não se limita aos quilos eliminados nem à reeducação alimentar. É preciso aprender a se relacionar bem com a comida e com o seu corpo. Admita a possibilidade de engordar e de dominar todos os recursos para voltar ao peso que lhe traz bem-estar se o quiser. Um emagrecimento bem-sucedido destrói as crenças que o colocam numa posição vulnerável: *você* passa a controlar sua alimentação e seu corpo.

Nem sempre as pessoas que estão no seu peso ideal acreditam ter os recursos necessários para reprogramar os hábitos. Tampouco sabem usá-los a seu favor. Muitas vezes, esse peso ideal é resultado de um conflito interno desnecessário e estressante. O que me surpreende é afirmarem que "os gordos não têm controle". Não interessa o seu peso, você só se sentirá livre quando não for mais vulnerável.

Quando acreditar que nenhum alimento é capaz de controlá-lo e que você consegue *reprogramar* qualquer comportamento em seu benefício.

Veja que, nos casos de Débora e Nanci, existe uma característica comum: elas não abrem mão de suas escolhas e assumem a responsabilidade pelos quilos a mais ou a menos. Como têm controle sobre a própria alimentação, engordar, para ambas, não apresenta conotação negativa. É muito provável que tenham esta crença: "O poder de ação está em minhas mãos. Da mesma forma como engordei, posso emagrecer".

Ambas terminaram o programa de emagrecimento há dois anos e mantêm o peso alcançado. Se não o mantiverem, será uma opção consciente.

Esse resultado é fruto de flexibilidade. A frase: "Eu nunca mais vou engordar" não faz parte do cotidiano de Débora ou de Nanci. Por esse motivo, subir de peso não é "um fantasma" em suas vidas, que poderia gerar uma série de compulsões. A atitude de cada uma delas é tranquila. Não criam justificativas infundadas para os seus atos. Respeitam a sua individualidade: não se deixam abalar por frases do tipo: "Você está magra (ou gorda) demais". Tratam-se com carinho e não se criticam desnecessariamente.

Agora eu pergunto: qual é o caminho da mudança? No que diz respeito a emagrecimento, não basta trocar a aparência externa se mantiver a crença de que não tem controle sobre sua alimentação e seu peso. A reeducação alimentar também será ineficiente se você aplicar seus conceitos por tempo determinado. É necessário destruir as crenças que o colocam em situação de vulnerabilidade. Tudo depende de você. Não vincule o resultado alcançado *exclusivamente* a peso. Importante é saber que você domina os meios para mudar quando quiser. Isso lhe dará tranquilidade e segurança para prosseguir sem ansiedade.

Ao unirmos técnicas que encorajam a mudança comportamental e ao controlarmos a alimentação e o corpo sem privações, de acordo com a própria vontade, estamos dando um grande passo para melhorar a nossa qualidade de vida.

Foi o que ocorreu com Ana. Quando a conheci, desejava emagrecer doze quilos. Estava desanimada porque já tinha experimentado "de tudo", sem resultados duradouros. Sua autoestima estava abalada porque, segundo ela, seu peso representava um "obstáculo intransponível". Na primeira entrevista conosco, ficou surpresa ao saber que nossa técnica não utilizava remédios, somente reeducação alimentar e massagens para controlar a ansiedade. Teve dúvidas quanto à eficácia do método, pois, como acreditava ter uma predisposição genética para a obesidade, imaginava ser impossível emagrecer sem medicação. Expliquei-lhe que o problema não seria o emagrecimento em si. Todavia, se não modificasse alguns hábitos, não adiantaria iniciar o tratamento: a posterior recuperação do peso criaria uma frustração ainda maior.

Ela estava disposta a experimentar e conseguiu. A técnica que adotou favoreceu a mudança porque teria de contar apenas com sua vontade. Mas como contar com algo que acreditava não possuir? Assumindo a responsabilidade da mudança e persistindo. Para isso, foi preciso livrar-se de justificativas como: "Eu não consigo emagrecer porque..." Fez dieta, passou por um programa de reeducação alimentar e conectou-se com o próprio corpo. Aprendeu a dissociar fome física de ansiedade. Acima de tudo, escolheu a hora certa para iniciar o programa. Ela foi o *agente* da mudança. O tratamento foi um *instrumento* que a ajudou a atingir o objetivo.

O mais importante no caso de Ana foi a destruição de várias crenças limitantes: "Só emagreço com remédios", "Não sou capaz de reprogramar os meus hábitos". Essas crenças infelizmente atingiam outras áreas de sua vida e abalavam a autoestima. Deixava de fazer várias outras coisas com regularidade, como, por exemplo, atividades físicas, porque não se sentia motivada. Após alcançar o peso desejado, Ana mudou o estilo de vida: passou de uma posição vulnerável para uma posição autoconfiante. Seria equivocado atribuir isto *exclusivamente* ao emagrecimento. Mais sensato seria atribuir a mudança à destruição de crenças limitantes. A partir do momento que superou o obstáculo do emagrecimento, a sensação de capacidade foi transferida para outros setores de sua vida. Ocorreu o conhecido "efeito dominó": cada crença limitante foi derrubando outra até que sua vida estivesse orientada para as coisas que realmente desejava alcançar.

A vulnerabilidade foi substituída por segurança. É uma simples peça que faz uma grande diferença. É o que faz a diferença entre o trajeto seguro do comodismo e o caminho corajoso da mudança.

Referências bibliográficas

ANDREAS, Steve; ANDREAS; Connirae. **A essência da mente**: usando seu poder interior para mudar. Tradução: Heloísa Martins-Costa. São Paulo: Summus, 1993.

BRANDEN, Nathaniel. **How to raise your self steem**. New York: Bantam Books, 1987.

BRANDLER, Richard. **Usando sua mente**: as coisas que você não sabe que não sabe: programação neurolinguística. Tradução: Heloísa Martins-Costa. São Paulo: Summus, 1987.

CHUNG, Tom. **Qualidade começa em mim**: manual neurolinguístico de liderança e comunicação. 5. ed. São Paulo: Maltese, 1998.

COLASSANTI, Marina. **Eu sei, mas não devia**. Rio de Janeiro: Rocco, 1996.

DILTS, Robert; HALLBOM, Tim; SMITH, Suzi. **Crenças**: caminhos para a saúde e o bem-estar. Tradução: Heloísa Martins-Costa. São Paulo: Summus, 1993.

GIESEMANN, Suzanne. **Conquer your cravings**: four steps to stopping the struggle and winning your inner battle with food. Chicago: Contemporary Books, 1998.

GULLO, Stephen. **Thin tastes better**. New York: Dell Publishing, 1996.

JEFFERS, Susan. **Feel the fear and do it anyway**. New York: Ballantine Books, 1988.

KHALSA, Dharma Singh; STAUTH, Cameron. **Longevidade do cérebro**. Tradução: Sylvia Bello. Rio de Janeiro: Objetiva, 1997.

LAMM, Steven; COUZENS, Gerald Secor. **Enfim, magro**. Tradução: Geraldo Bailey. Rio de Janeiro: Record, 1996.

LAWSON, Jack. **Endorfinas**: a droga da felicidade. Tradução: Suzana Barrios. Blumenau: Eko, 1998.

MAHAN, L. Kathleen; ESCOTT-STUMP, Sylvia. **Krause's food, nutrition, and diet therapy**. 9. ed. Philadelphia: W. B. Saunders, 1996.

MCDERMOTT, Ian; O'CONNOR, Joseph. **PNL e saúde**: recursos da programação neurolinguística para uma vida saudável. Tradução: Denise Maria Bolanho. São Paulo: Summus, 1997.

NU SKIN health trim 2000™ life style system. Utah: IDN and CAPP Publishing, 1998.

O'CONNOR, Joseph; SEYMOUR, John. **Introdução à programação neurolinguística**: como entender e influenciar as pessoas. Tradução: Heloísa Martins-Costa. São Paulo: Summus, 1995.

OLIVEIRA, Maria Amélia Vallim de. **Administrando o stress com técnicas de programação neurolinguística**. São Paulo: Editora Gente, 1996.

ROBBINS, Anthony. **Poder sem limites**. Tradução: Muriel Alves Brazil. São Paulo: Best Seller, 1987.

SEARS, Barry; LAWREN, Bill. **O ponto Z**: a dieta. Tradução: Ana Gibson. Rio de Janeiro: Campus, 1997.

SWIFT, Rachel. **Abaixo as dietas!** Como se livrar da ansiedade, do mau humor, das pressões e... ser feliz. Tradução: Marilene Tombini. Rio de Janeiro: Bertrand Brasil, 1997.

Caso você tenha alguma dúvida,
o autor terá o maior prazer em esclarecê-la.

KARIM KHOURY
E-mail: karim@karimkhoury.com.br
Site: http://www.karimkhoury.com.br
Facebook: https://www.facebook.com/karimkhourybr/
Instagram: @karimkhourybr
YouTube: /KarimKhouryvideos